网络创新治理与社会发展论丛

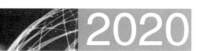

2020

新风险与新趋势

医疗卫生行业网络舆情研究报告

刘长喜　侯劭勋　等 ◎ 著

中国出版集团　东方出版中心

图书在版编目（CIP）数据

新风险与新趋势: 医疗卫生行业网络舆情研究报告:
2020 / 刘长喜等著. 一上海: 东方出版中心，2023.3
ISBN 978 - 7 - 5473 - 2172 - 0

Ⅰ. ①新… Ⅱ. ①刘… Ⅲ. ①医疗卫生服务一互联网
络一舆论一研究报告一中国一2020 Ⅳ. ①R199.2

中国国家版本馆 CIP 数据核字(2023)第 049438 号

新风险与新趋势：医疗卫生行业网络舆情研究报告（2020）

著 者	刘长喜　侯劭勋等
责任编辑	王　婷
装帧设计	钟　颖

出版发行	东方出版中心有限公司
地　　址	上海市仙霞路 345 号
邮政编码	200336
电　　话	021 - 62417400
印 刷 者	上海万卷印刷股份有限公司

开　　本	710mm × 1000mm　1/16
印　　张	13.5
字　　数	176 千字
版　　次	2023 年 7 月第 1 版
印　　次	2023 年 7 月第 1 次印刷
定　　价	58.00 元

丛 书 序 言

近年来，迅猛发展的互联网已经渗透到人们工作、生活与学习的方方面面，深刻地改变着人们的行为方式和思维模式，同时也给社会信息传播及舆论生态增加了复杂性和可变量，给社会治理和社会发展带来了新的挑战和命题。过去一段时间，由于网络管理的规范化、制度化、科学化的配套建设未能随着网络的快速发展而得到及时补充与完善，甚至制度建设还相对落后，以致网络戾气蔓延、情绪悲观、思潮跌宕、谣言四起、犯罪高发。在某种程度上，这些负面能量误导社会公众，诱发社会不安，严重影响网络空间有序发展和现实社会稳定进步，部分内容甚至与社会主流价值观和主流意识形态背道而驰。

面对互联网发展的滔滔洪流，国际竞争越来越多地转向互联网人才、技术以及应用素养的竞争。为有效应对网络发展带来的严峻挑战，增强国家间竞争的核心能力，我国于2014年2月正式成立中央网络安全和信息化领导小组，并相继出台了一系列制度与规定，以进一步加强网络空间的管理和建设。这标志着中国向网络强国目标迈进的国家战略予以制度化确立，并给网络空间注入了规则意识与发展活力，让国内互联网空间逐步成为弘扬主旋律、激发正能量、培育和践行社会主义核心价值观的主阵地。

为适应互联网变化发展的新形势、新特征、新趋势，以便更好地认识、探索与运用网络规律，上海开放大学信息安全与社会管理创新实验室规划出版系列丛书——《网络创新治理与社会发展论丛》。这套丛书将关注网络热点话题，特别是有关医疗、卫生、教育、环保、食品安全等的民生议题，以及有关网络形势、网络空间治理与网络社会发展等的宏观问题。具体来讲，一是关注互联网发展最新业态、特征与规律；二是关注互联网发展对相应制度建设与管理工作带来的机遇与挑战；三是关注互联网变化发展对网络应用群体提出的技能与素养要求；四是关注应用互联网开展教育实践工作的探索与经验等。

这些内容是上海开放大学信息安全与社会管理创新实验室作为一个专业化的互联网研究机构对相关领域、相关问题进行分析和研究梳理的成果，以及对相关人员开展培训的实践探索成果。这些成果在一定程度上反映了网络发展以及实践探索工作的最新动态、特征和规律。我们希望本套丛书能够给广大读者提供认识互联网的新视角，能够更好地把握互联网变化发展的新常态和内在规律，更加纯熟地掌握和使用互联网应用技巧，以此来服务我们的工作、生活和精神世界，也期望能够启发读者的思考，以新思维和新模式来认识网络、运用网络。

王伯军

上海开放大学副校长

目 录
Contents

1

第三部分 专题研究

第一部分　总报告

新主题　新立场：2020 年上半年医疗卫生行业网络舆情报告

一、前言

随着网络的发展，大众越来越倾向以互联网为媒介发表意见和看法。而互联网作为一种媒介，凭借其快捷、匿名等特性能轻易将线下世界中某一间歇性事件上升为集体性事件，以井喷的态势引来大量围观者并聚集大量信息。互联网舆情就是在这样一种过程中产生的。

网络舆情是社会舆情在网络空间的映射，因此在一定程度上是对社会舆情的直接反映。由于医疗卫生行业事关国计民生、牵涉主体范围大，所以当面对重大医疗事件时，无论是行业内专业技术人员群体（如医生、护士、药师等）、病患群体、规章制度制定者（政府、医院等）、第三方参与群体（媒体），还是普通民众，几乎"人人欲言"且"人人可言"。2020 年医疗卫生行业频频出现重大舆情事件，与新冠肺炎疫情相关的医疗舆情事件也成为当前社会舆情热点的重要组成部分。

正因为信息化时代的来临，各媒体平台井喷式发展，越来越多的人能够接触到网络与媒体。人们不仅要从网络上接收信息，同时还要对自己了解到的信息进行理解与整合，进一步反馈到现实生活中。人们能够越来越方便地对一件公共事件进行讨论与交流，自媒体的诞生使得低门槛报道不断，传播的内容质量参差不齐，真实性有待考量。此外，网络使得 2020 年上半年的医疗舆情不再受到地域、国界的限制，而其中一些极端化的想法与声音始终是值得我们注意的——这些声音可能会对社会舆论产生相当大的影响，如果不加以正确引导，可能导致众口铄金的结果。

那么，2020年上半年医疗舆情有哪些特征和变化呢？舆论氛围呈现出怎样的态势？相关部门又是如何应对的？不同的社会群体作出了什么样的反应？本研究选取了2020年上半年影响较大的96起医疗舆情事件作为样本，从舆情事件特征、传播特征、舆情变化和未来趋势几个方面进行了观察和分析。

二、研究设计

（一）样本选取

1. 测量指标

受到全球新冠肺炎疫情影响，2020年医疗行业网络舆情与往年存在差异。因此，考虑到2020年舆情的特殊性及其与往年的类似性，为达到分析医疗网络舆情事件的目的，我们决定从"网络舆情"与"新冠波及面"两个方面进行综合考察分析。

第一是"网络舆情"。它是社会舆论的一种表现形式，也体现了网民对现实生活热点或焦点问题所表达的看法、态度。随着互联网的发展、网络群体的扩张，网络舆情产生范围不断扩大，对受众的思想和行为也产生了越来越大的影响。

第二是"新冠波及面"。鉴于"新冠肺炎疫情"本身具有大型"医疗卫生事件"的本质属性，疾病所带有的医疗属性特征（比如传染性）对相关行业造成了或多或少的影响，因此我们必须考虑"新冠波及面"。

基于以上思考，本研究提出选取2020年医疗卫生行业舆情事件样本的两个一级测量指标——"舆情烈度"与"舆情震级"，分别用以体现该年度医疗卫生舆情事件在网络中的总体热度和舆情事件对于行业的重要程度。

（1）舆情烈度

舆情烈度是用于测量舆论场中各个行动主体对事件的关注程度与参与度的，

体现了互联网上医疗舆情事件的总体热度，由以下三个二级指标构成：

① 总发布量值：通过确立相关事件，在百度、新浪微博平台，运用关键词进行抓取，获得百度指数与微博发布量、微博转发量、微博讨论量等相关数据。借此反映某一舆情事件在各类网络平台的讨论热度，以及各主体的参与度和对该事件的关注度。

② 持续时间：反映某一舆情事件在网络中热议的时间长度，以初次曝光时间为开始日期，以实时热度≤最高舆情值5%的时间为截止日期。参照百度指数统计趋势，统计方法为：以事件关键词在百度指数进行搜索查找，可得到事件相关文章或推送每日发布量趋势图，横轴为时间坐标轴，纵轴为文章发布量/推送量，舆情持续时间即为趋势曲线与横轴及发布量最高值5%相交点横坐标日期之差。

③ 引爆速度：反映某一舆情事件在网络上引起热议的速度。抓取舆情事件初次曝光时间与舆情达到高点时间，进而运用公式进行数值转换。

（2）舆情震级

舆情震级可用于衡量舆情事件对医疗行业内场域的冲击力度，进而对某一舆情事件自身的重要程度进行划分。

2. 指标赋值

本研究将以上指标进行指标量化，并通过加权以及加总等运算，得到各舆情事件的总舆情指数，进而可以利用该指数对其他舆情事件进行分析和比较排序。医疗舆情事件分析指标结构如表1-1所示。

表1-1　医疗舆情事件分析指标结构示意表

一级指标	赋值比重	二级指标	赋值比重
舆情烈度	70%	总发布量值	40%
		时间持续值	15%
		引爆速度	15%

（续　表）

一级指标	赋值比重	二 级 指 标		赋值比重
舆情震级	30%	事件类型值	影响地区范围	15%
			程度等级	15%

具体计算方法如下：

（1）总发布量值＝总发布量值系数×40%

总发布量值系数＝某事件总发布量数/2 601（该年度发布量平均值①）

即，总发布量值＝某事件总发布量数/2 601×40%

（2）时间持续值＝时间持续值系数×15%

时间持续值系数依据表1－2进行赋值。

表1－2　时间持续值系数赋值参照表

持续时间（h）	持 续 系 数
1	1
2—3	2
4—7	4
8—15	6
16—30	8
>30	10

（3）引爆速度＝时间差值系数×15%

时间差值系数依据表1－3进行赋值。

---

① 以年度平均发布量而非最大发布量作为除数，是考虑到网络舆情事件之间发布量最大值与最小值差异过大，为消除极值对该项系数的过大影响，故采用平均值。

表 1 - 3　时间差值系数赋值参照表

舆情事件发生时间与高发时间差（h）	时间差值系数
（0，1]	1
（1，3]	0.9
（3，7]	0.8
（7，15]	0.7
（15，30]	0.5
（30，90]	0.3
（90，180]	0.2
>180	0.1

震级则依据辐射等级/反应程度的不同，赋予不同的震级系数。

震级指数=影响地区范围指数×15%+反应程度指数×15%

（4）地区范围指数（见表 1 - 4）

表 1 - 4　地区范围指数系数赋值参照表

辐 射 等 级	震 级 系 数
Ⅰ级	2
Ⅱ级	5
Ⅲ级	8
Ⅳ级	10

我们将事件辐射的地区范围大小分为四类，由Ⅰ级到Ⅳ级，辐射范围依次增大，按单个城市、多个城市、全国范围、全球范围依次赋值震级系数 2、5、8、10。

（5）程度指数（见表1-5）

表1-5　程度指数系数赋值参照表

反　应　程　度	震　级　系　数
Ⅰ级	3
Ⅱ级	7
Ⅲ级	10

反应程度指数反映了人们对于该事件的讨论度与反馈量，为了更简洁清晰地分析，我们将反应程度大致分为Ⅰ级舆论反应一般、Ⅱ级舆论反应较大、Ⅲ级舆论反应剧烈，并依次赋值系数3、7、10。

依据上述指标体系，本研究选取了2020年影响较大的96件医疗卫生行业网络舆情事件作为研究样本，为后述分析提供参考和事实支撑。

（二）数据库构建

我们对96件网络医疗舆情事件进行了信息收集。在数据库中对舆情事件各类特征进行了简单收录，包括"事件基本属性""舆情周期"和"舆情媒介"三大类别。

1. 事件基本属性

事件基本属性包括"总发布量""主要地点"及"事件类型"。其中，鉴于新冠疫情为一场全球公共卫生事件，"事件类型"包含"典型人物、国内公共医疗政策、国外公共医疗政策、医患矛盾、医药治疗、国内医疗信息、国外医疗信息、其他"共计八个基本事件类型。

事件类型界定如下：

典型人物：在新冠疫情中出现的，或与新冠疫情有直接联系的知名人物事件。

国内公共医疗政策：中国政府针对新冠疫情所采取的具体措施和举动，如

"各地中小学开学时间延期""上海首例不戴口罩强闯地铁者被行拘"。

国外公共医疗政策：外国政府针对新冠疫情所采取的具体政策措施，例如"美国禁止 N95 口罩出口加拿大""东京奥运会推迟到 2021 年夏天"。

医患矛盾：医患双方在诊治、护理过程中，由于态度、理解等方面的分歧，进而产生的矛盾与冲突。

医药治疗：研发针对新冠肺炎治疗的医药或相关医疗设施构建。例如"连花清瘟治疗有一定效果""中药参与新冠治疗"。当然，其中一些打着医药治疗幌子的典型谎言，亦在社会上引起较大讨论，如"双黄连可抑制新型冠状病毒"。

国内医疗信息：国内疫情发展状况，如与病毒自身特性相关的"新冠病毒变异成三种毒株"和与患者分布相关的"武汉方舱医院患者'清零'"。

国外医疗信息：国外新冠肺炎疫情发展状况，例如"美国钻石公主号新冠聚集性感染"。

2. 舆情周期

舆情周期包括"总发布量""引爆速度""持续时间"。

3. 舆情媒介

舆情媒介包括"新浪微博""百度"。本研究所有数据除注明外均来自百度指数。

三、2020 年上半年整体医疗舆情事件特征

（一）事件分布

1. 类型分布：医患关系持续引发讨论，结果转变为政府取代医患双方成为医疗舆情的讨论主体，使得公共医疗政策不断完善

仅从数量来看，由于新冠疫情影响范围较大、影响程度较深，并且导致了人员的死亡，除了固有的医患矛盾类舆情事件引发讨论之外，政府发布的公共政策成为讨论数量最多的舆情事件，占比 27%，而人们对于医疗信息及医药治

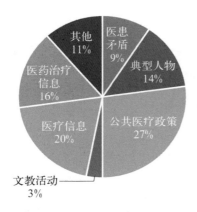

图 1-1　2020 年医疗舆情事件
　　　　类型分布图

疗研究进程信息了解的迫切度也极高，于是这两类舆情事件分别以 19 件与 15 件，占比 20% 和 16%，位居第二、第三位。此外，典型人物类舆情事件与往年占据主要地位的医患矛盾类舆情事件以 13 件与 9 件，占比 14% 与 9%，紧随其后。此外，还有文教活动与其他事件，比如"武汉协和医院收到急需物资"等与物资相关的舆情。如图 1-1 所示。

以下将对占比较大的几种类型进行进一步分类的详细阐释，并对产生这种数据情况的原因进行分析。

（1）公共医疗政策

正如上述所言，医患矛盾引发了社会讨论，而与此同时，公共医疗政策不断吸取公众意见与建议，得到了很大的完善，比如"国家立法防'医闹'"里提到的医闹行为被列入刑法。而与疫情相关的医疗政策数量明显增加，且舆情烈度比往年要更大，即民众的关注度更大，比如"湖北医护人员在防疫过程中感染新冠肺炎被定为工伤"。无论是从数量来看，还是从政策发布引发的关注度与讨论度来看，与疫情相关的医疗政策有着不少的热度。

（2）医疗信息与医药治疗信息

由于新冠疫情对生命造成的威胁，人们对于医疗信息的透明度与公开度的迫切需求使得医疗相关信息的舆情数量、烈度达到了一定的高度，比如"疫苗开始研发"的一系列进程持续备受关注，持续时间与总发布量都位于前列；而类似"中国新冠疫苗开始人体注射实验"一类医药治疗的新进展也有一定的舆情烈度，不难看出，类似发布量或舆情震级、烈度的评定标准与人们的了解需求度呈正相关。

（3）医患矛盾

按以往数据来说，医患矛盾一直是医疗舆情事件的重中之重，2020 年年初几场恶劣的伤医事件对社会造成极大的影响，医患矛盾毫无疑问地再次成为医疗舆情的焦点，而新冠疫情则使得医患矛盾再次引起了大众的重视。如"因等待时间长，湖北 2 名新冠康复者殴打医生"等事件的舆情烈度比寻常医患矛盾事件更大。

（4）典型人物

与过去几年将"医生""护士"作为舆情事件代表形象不同，2020 年的舆情事件中，典型人物数量明显提升。互联网、微博的传播速度日益加快，简短的标题更容易刺激大众的记忆点，于是典型人物的具体名字代替了以往的"某医院医生""某护士"，从而达到了具象化、实体化的效果，更容易让受众感受到"艰苦疫情之下平凡人身上的力量"。比如"患癌医生董勇 20 天坚守抗癌一线""武汉方舱医院护士田芳芳"，一个个具体的名字让医生与护士不再是高度概括的"神圣"职业，而是成了身边有名字的、做着不平凡事情的普通人，从而引发更为积极的讨论。

2. 地点分布：国内为主，全国性事件占比大，湖北成为舆情中心

从事件发生的地点分布来看，如果以省（市）为测定单位，湖北占据了事件数据库中主要的篇幅，如"湖北省红十字会回应物资使用情况质疑""武汉市第四医院两名医生遭新型冠状病毒患者家属殴打，防护服被撕""黄冈官员一问三不知"等与新冠疫情第一线防治有着直接联系的负面消息在疫情前期层出不穷。国外的医疗舆情事件数量也不容小觑，比如"钻石公主号事件"。

3. 时间分布：1、2 月份达到顶峰，3、4 月份持续发酵，随后逐渐减少

就数据库中选取的 96 个事件来看，有 54 个发生在 1、2 月份，占比高达 56%；而有 33 个舆情事件发生在 3、4 月份疫情得到控制之后，占比 35%，而 5—8 月份加起来仅占 9%。如图 1－2 所示。这样的时间分布符合新型冠状病毒疫情从暴发到渐渐得到控制的整段时间轴。

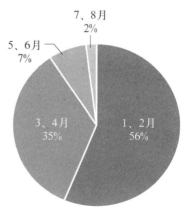

图 1－2　2020 年医疗舆情事件
月份分布图

（二）传播特征

1. 传播地区：全球传播

2. 传播媒介：微博讨论度高，百度总发布量与平均发布量较大

我们选取的数据库中，有 24 件舆情事件在微博的讨论度超过百度，而微博热搜使得网民更容易看到并通过转发、评论、点赞等即时反馈作出反应。百度的平均发布总量超过微博，整体浏览量、搜索量大，但较难实现及时舆情反馈信息。如图 1-3、图 1-4 所示。

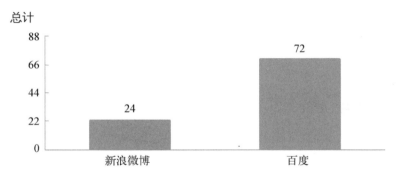

图 1-3　2020 年医疗舆情事件发布媒介分布图

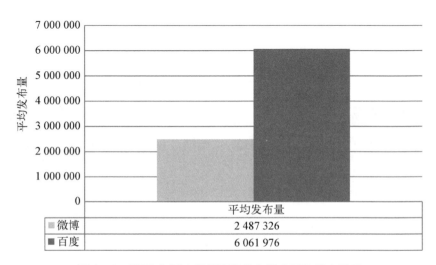

	平均发布量
■微博	2 487 326
■百度	6 061 976

图 1-4　2020 年医疗舆情事件发布媒介平均发布量图

3. 传播反馈：大致可分为三个阶段

整个舆情事件发生过程大致可以分为负面舆论导向、正负舆论交替影响、正面舆论导向三个阶段。

首先是负面舆论导向阶段。全球疫情暴发后，由于相关部门没能作出应对，谣言四起，人心惶惶。此时绝大部分舆情事件中的发声都带着情绪化、易怒化的非理性状态，这也从一定程度上导致这段时期谣言不断、标题大多骇人听闻。

到了疫情中期，医疗相关的报道与反馈不再全为负面。

而再往后，无论是政府、媒体有意识地嘉奖和报道先进事迹，引导积极向上的价值观，还是回顾整个事件、细数一桩桩一件件温暖感动的平凡小事，几乎所有的评论都是正面评价。

4. 辟谣速度：针对谣言迅速作出反应

与以往有所不同的是，在新冠疫情这一大背景下，与医疗事件相关的谣言似乎始终不曾停歇，谣言传播的速度远胜于以往寻常的医疗事件。而相对应的，百度推送弹窗的辟谣以及新浪微博"微博管理员"几乎每日更新的辟谣，也做到了高效应对，避免了谣言继续传播。

四、2020 年上半年医疗卫生行业网络舆情变化分析

（一）政府公共政策成为人们关注焦点

如前所述，新冠疫情作为重大卫生突发事件，在给我国经济、社会等各个方面带来重大影响的同时，引起的舆论反馈也与往年不同。无论是医疗行业还是普通民众，都急切地想要知道、了解政府所采取的公共措施。因此，在 2020 年的医疗卫生行业网络舆情中，政府政策所占比重大幅度增加，对政府政策的关注也持续不断。

面对全球新冠疫情这一突发公共卫生事件，随时了解政府政策走向与公共信息，既有利于安定民心，又有利于民众及时了解涉及自身利益的信息，并及时排除谣言的干扰。而对医疗行业来说，政府的公共政策则是"定心丸"和"指路灯"。

（二）医疗舆情中医生舆论形象转变

纵览2014年医疗卫生行业网络舆情年度报告可知，2014年医生在舆论中尚处于弱势地位，初步进入医生开始发声阶段，而网民逐渐开始理性化看待分析医患矛盾。如果说2014年只是转折的起始，那么2020年可以说这一转折来到了它的"小高潮"。2020年上半年医生关键词云分析如图1-5所示。

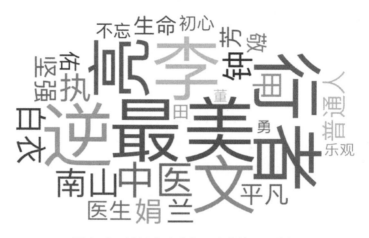

图1-5　2020年上半年医生关键词云分析

在医患关系中，医生的弱势形象有所改变，在医患矛盾发生时，人们更倾向于主动站在医生角度思考问题，而在本研究数据库的医患矛盾典型事例中，医生大多数处在受害者一方，比如"盐城一男子在病房不戴口罩还抽烟，被提醒时殴打医生"，医患矛盾中"医闹伤医"逐渐成为主流。

其背后的原因，主要分为以下几点：

1. 医生职业具有特殊性、紧缺性

新冠肺炎患者的隔离工作、医疗救治工作，以及针对新冠肺炎病毒开展的研发药品工作都需要医生。因而人们心中的医生形象自发高大，向正面发展。

2. 主流媒体、普通媒体的正面报道

通过推文内容、图片、醒目的标题、诗歌化的镜头语言展现出疫情期间医生"身先士卒、不畏牺牲、救死扶伤、逆行、乐观"等正面形象。通过对医生群体先进事迹的大力宣传，引发舆情的讨论，并对舆情方向起到了引导作用。

3. 新冠疫情期间广大医护人员自身的表现

这是最重要的方面。新冠疫情期间，无论是坚守大后方的医护工作者，还是各省驰援武汉的"逆行人"，都以其自身高尚的职业操守、勇敢的逆行行动、乐观无畏敢于牺牲的精神真正践行了医生的使命担当。

（三）医疗舆情受地域影响程度下降，网民对国外医疗信息保持着密切关注

互联网的普及使中国与世界距离缩短，2020 年的今天，通过百度、微博，人们能轻易获取国外医疗行业的相关信息。

网民对外国疫情的关注和留学生群体、外贸群体等息息相关。

五、对未来趋势的分析与展望

（一）疫情影响下的医患关系

疫情期间，医护人员成为整个社会关注的焦点，他们为抗击疫情作出了巨大的贡献和牺牲。虽然疫情期间大部分医患矛盾、医患冲突的影响并不是很大，但是相关案例并不少。在调查的 96 件事件中，有 8 件都是和医患矛盾有关的事件，占比 8.33%。由此可见，即使是在疫情期间，仍然存在着较为严重的医患矛盾问题。

目前国家已经出台了相关的法规对医护人员进行保护，疫情期间医患冲突的情况也明显少于 2019 年年末，整体上没有发生特别严重的恶性事件，但较为频繁的医患冲突也是值得我们警醒的。短期受疫情影响的对医护人员的尊敬或许对缓和医患矛盾的长期效果并不明显，但目前世界疫情仍在继续，国内也没有完全消除疫情风险，长期持续的疫情对于增加整个社会对医护人员的尊重程度应该是具有一定积极作用的。

（二）以疫情为主的医疗舆情会持续多久

以疫情为主的医疗舆情毫无疑问会持续极长的时间，一方面是由于世界疫

情的持续发展使得国内疫情仍有较高的风险，防控压力依然存在。可以预料的是，在有效疫苗上市前，疫情在世界范围内很难彻底被控制，因此虽然国内较为有效地控制了疫情，但医疗舆情方面新冠病毒仍然会是一个重要话题。

此外，在疫苗上市后，网民对新冠肺炎相关话题的关注也一定会有显著的上升。综上所述，新冠疫情将是未来很长一段时间内最主要的医疗舆情。

（三）国内外医疗信息的传播对国内医疗舆情的影响

根据我们调查的数据来看，虽然网民对于国际新冠肺炎疫情十分关注，但是对于国内疫情明显关注更多。

2020 年 1、2 月份，重要的医疗舆情事件有 48 件，占比 50%，其中只有 5 件是关于国外疫情的。

在 3—4 月，医疗舆情的关注点逐步向国外疫情转移，重要的医疗舆情事件有 36 件，占比 37.5%，其中 17 件关于国内，19 件关于国外。

在 5、6 月份以及之后的时间，关于新冠肺炎的医疗舆情相对较少，重要医疗舆情事件 12 个，占比 12.5%，其中国内事件 9 件，涉及国外的 3 件。主要关注点是国内个别地区的小范围疫情传播以及国外疫情情况。

由此可见，网民对新冠肺炎疫情的关注更多趋向于国内。同时，由于长期受相关信息轰炸的影响，在国外疫情进一步暴发的 5、6 月份，网民对国外疫情的关注程度反而出现了下降。据此我们不难判断，除非国外疫情出现了极大的变化，否则对国内医疗舆情的影响将越来越低。

（四）疫苗研发的影响

目前各国媒体普遍认为疫苗可以有效控制疫情的传播，但考虑到一些发展中国家对于疫苗价格的承受能力、不同国家的医疗保障水平，未来一段时间内，特别是疫苗推出市场后的一段时间内，新冠病毒疫苗将成为医疗舆情的焦点。

第二部分　典型案例

抗疫"造神"不休，"最美"不是"完美"

——"'援鄂最美女护士'于某事件"背后的造神运动

一、前言

2020 年伊始，全国各地涌现出一大批冲在一线的抗疫先锋，隔离在家的居民们通过媒体和网络认识了这些英雄儿女。然而媒体在宣传抗疫正面典型时造势过度，为正面人物迎来众口交赞的同时也埋下了诸多隐患。媒体，尤其是官方媒体一时间不仅报道抗疫志愿者的援鄂经历，还报道他们的生活经历，网民难免形成一种定势思维：他们就像一个个挑不出缺点的"神"，一旦他们有不合时宜的缺点显露，便会从"神坛"跌落。

"'援鄂最美女护士'于某事件"是完美榜样形象"翻车"的一个典型案例。前期各家媒体的疯狂宣传造势、政府的荣誉加持和她个人的有意营销让网民对这位逆行武汉的 95 后"最美护士"高度赞美。后来她因护士身份造假、婚内征婚、债务失信等问题被轰下神坛，各媒体闻风而动，删除前文，相关部门出面回应，舆论一片哗然。热度消退后，媒体和相关部门在事件前后的反应引人深思：媒体应当如何恰当地塑造正面典型？社会大众应当如何理性看待榜样英雄？相关部门在需要作出回应之时，又应当如何把握时机？

二、舆情波动历程

2020 年 10 月 7 日，此前备受关注的"想嫁兵哥哥的最美援鄂女护士"被士兵王某求婚，两人瞬间收获全网祝福。然而在高调求婚三天后，微博网友爆料于某婚内征婚，且不具有护士身份，还因民间借贷纠纷，被纳入失信被执行人名单。自此，"于某翻车事件"以微博为中心开始发酵。随后，10月14日至17日，相关负责人的回应被多家媒体报道，引发大量网友讨论。17日晚，话题#于某工作单位发布情况说明#登上微博热搜榜。

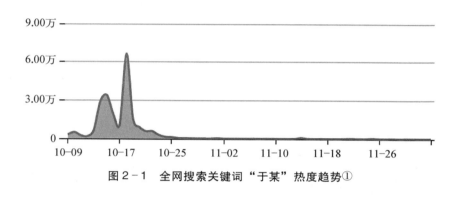

图2-1　全网搜索关键词"于某"热度趋势①

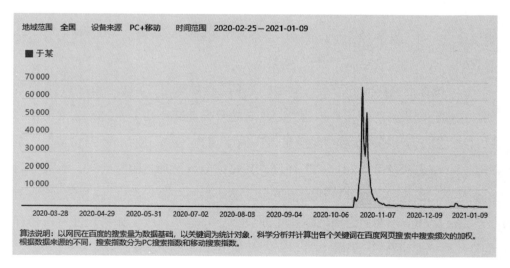

图2-2　百度搜索关键词"于某"热度趋势②

---

①　数据来源：鹰击早发现。

②　数据来源：百度指数。

"于某翻车事件"的集中讨论时间从其被高调求婚开始直至工作单位发布声明结束，大约持续一周。17 日后的一周内，热度逐渐消退，符合舆情快热慢消的特征，是 2020 年舆情事件的典型。一些偏理性的媒体也在事发后开始反思于某被捧得过高、摔得过惨背后的原因。

（一）初入视野：一拍即合贴标签

2020 年 2 月 25 日，于某在武汉的志愿工作进行至第六天，便先后接受了几家新闻媒体记者的电话采访。25 日，中国江苏网最先发布标题为《寒冬逆行 如东这位 95 后姑娘在武汉做志愿者》的新闻报道①；26 日，南通网发布《逆行武汉当志愿者，"95 后"姑娘还藏着这样惊人的秘密》。② 可以看到，这些地方媒体都不约而同地将"95 后"作为她与众不同的标签。

3 月 4 日，《江海晚报》报道了于某的近况。③ 3 月 25 日，于某火线入党。④ 4 月 15 日，《新京报》记者采访了当天返乡的于某，讲述了她只身逆行武汉和在驿站工作的故事。文章《单枪匹马逆行武汉 56 天　南通 95 后护士今晚返乡了》⑤ 赋予了她又一个特殊标签——千里走单骑。此时的于某和许许多多抗疫工作者一样，尽管有媒体报道一个 95 后姑娘千里走单骑的事迹，却并没有受到更多广泛的关注。

（二）广泛关注：官媒相助征"军婚"

4 月 23 日，官博"@央视军事"发布于某逆行武汉 56 天回乡后接受采访

① 中国江苏网：《寒冬逆行　如东这位 95 后姑娘在武汉做志愿者》，采集日期：2020 年 11 月 28 日，https：//baijiahao.baidu.com/s？id＝1659489322785965753&wfr＝spider&for＝pc。
② 南通网：《逆行武汉当志愿者，"95 后"姑娘还藏着这样惊人的秘密》，采集日期：2020 年 11 月 28 日，http：//www.zgnt.net/content/2020-02/26/content_ 3004238.htm。
③ 《江海晚报》：《逆行武汉的"95 后"姑娘于某通过本报致谢好心人——"我只是南通志愿者中的一员"》，采集日期：2020 年 11 月 28 日，http：//www.zgnt.net/jhwbszb/pc/c/202003/05/content_ 8014.html。
④ 《南通日报》：《如东青年志愿者孤身奔赴武汉，勇当抗疫志愿者——最美逆行者于某火线入党》，采集日期：2020 年 11 月 28 日，http：//www.zgnt.net/ntrbszb/pc/c/202003/25/content_ 10968.html。
⑤ 《新京报》：《单枪匹马逆行武汉 56 天　南通 95 后护士今晚返乡了》，采集日期：2020 年 11 月 29 日，https：//baijiahao.baidu.com/s？id＝1664051132702156385&wfr＝spider&for＝pc。

的视频。于某表示，自己的梦想是嫁给兵哥哥，成为一名伟大的军嫂。视频中的于某对着镜头认真地说出"我想嫁给兵哥哥"。当日，微博多家认证媒体带话题#援鄂女护士想嫁给兵哥哥#转发采访视频。

"援鄂护士""兵哥哥"两个标签同时出现，这些具有积极正面能量的标签开始引发网民关注。热心网友们纷纷在评论区表示，希望组织快快介绍兵哥哥给这位"最美援鄂护士"。[①] 在微博搜索"援鄂女护士想嫁给兵哥哥"，现存 4 月 30 日前的相关微博共 23 条。在这些微博的评论区内，网友在当时留下"英雄配英雄""羡慕了，给我也安排个"等正面评论。

（三）全网祝福：只羡鸳鸯不羡仙

10 月 9 日，时隔数月的后续进展让于某迎来了更多的祝福。王某求婚于某的视频首先由中国军视网发布，随后"@人民日报""@中部战区发布"等官博相继转发该新闻。10 月 10 日中午 12 点，《人民日报》微信公众号发布《全网祝福！那个想嫁"兵哥哥"的抗疫女护士如愿了》。抖音各视频号也争相发布求婚视频的剪辑，多平台铺天盖地宣传此事，微博、抖音是求婚事件的热度中心。全网大量媒体转发，10 月 9 日至 11 日微博话题#想当军嫂的抗疫女护士被兵哥哥求婚#相关微博数约 7 597 条。[②] 网友们也为这份爱情送上满满的祝福。

（四）翻车警告：造假已婚失信人

在王某高调求婚于某后不久，10 月 10 日，博主"@是黑宝不是白宝"连发三条微博，爆料于某是小三上位。与此同时，离婚纠纷案截图显示于某已婚，还有传言称于某的护士身份造假、学历造假，还是以丈夫名义借款欠债不还的老赖。

爆料一出，舆论迅速地完成由一边倒的赞美到群嘲的反转，且负面消息激起的舆情更加汹涌。一些微博大 V 是当时的舆论领袖，如"@一个有点理想的

---

① 新浪网：《全网征婚！@单身兵哥哥，援鄂护士小于姑娘想当军嫂！》，采集日期：2020 年 11 月 29 日，http://k.sina.com.cn/article_ 6189120710_ v170e67cc601900opwv.html。
② 数据来源：鹰击早发现。

记者"所写的博文《如何看待"最美抗疫女护士"于某的世纪大翻车呢?》的点赞数超过 1 万。自媒体"@这届网友太优秀了"发表了对于于某"翻车"事件的看法，认为"有的人拿生命换生命却默默无闻，有的人怀着不轨心思却扬名天下"，该评论获点赞数 8.7 万。

10 月 14 日傍晚，红星新闻带话题#想嫁兵哥哥的援鄂女护士身份造假#发布微博，"实锤"网传消息。于某表示网络传言是污蔑和诽谤。① 这次回应使于某的负面舆论迎来小高潮。15 日，武汉市武昌区卫健局一工作人员表示，他们登记的志愿者中没有于某，卫健局也从未评选过"外省支援武汉优秀志愿者"的荣誉称号。② 于是这篇文章在微博被"@新浪新闻"等多家媒体相继转发。就学历问题，南通卫校组织宣传处工作人员 16 日回复"查无此人"。③ 越来越多的回应把于某一步步推向风口浪尖。在铺天盖地的舆论下，其所在单位通过微信公众号"洋口卫生"17 日晚发布《关于我院职工于某有关情况的说明》，呼吁"对成长中的青年人给予更多的宽容和爱护"。④

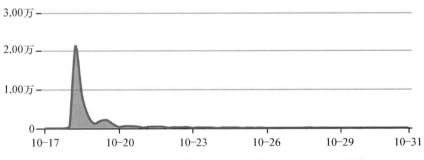

图 2-3　微博话题# 于某工作单位发布情况说明#讨论量⑤

①　红星新闻:《"想嫁兵哥哥的援鄂女护士"身份造假? 南通卫健委回应》，采集日期: 2020 年 11 月 26 日，https://zx.sina.cn/sh/2020-10-14/zx-iiznctkc5551578.d.html? sinawapsharesource = newsapp。
②　《北京青年报》:《武汉街道办回应"最美抗疫护士获奖":未评过"外省支援武汉优秀志愿者"》，采集日期: 2020 年 12 月 3 日，https://view.inews.qq.com/a/20201015A0A6X000。
③　《健康时报》:《援鄂护士身份和卫校毕业都造假南通卫校:没这个人》，采集日期: 2020 年 11 月 26 日，http://www.jksb.com.cn/html/xinwen/2020/1016/166682.html。
④　微信公众号"洋口卫生":《关于我院职工于某有关情况的说明》，采集日期: 2020 年 11 月 27 日，https://mp.weixin.qq.com/s/RIBgmtLMP0whscIXE3un-w。
⑤　数据来源: 鹰击早发现。

整个事件的关注度在于某的工作单位发布回应后到达顶峰，面对这份充满"关怀温度"的回应，网友们并不买账，反而表达了更强烈的愤怒。"@中国新闻网"发布的相关微博下，等距抽样调查的125条评论中，78%的网友对于某的行为持否定态度，仅有7%的网友表示支持于某。①

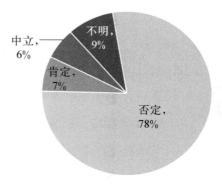

图2-4 #于某工作单位发布情况说明#网友态度

（五）集体表态：在尾声中反思

当事人的沉寂并没有换来舆论的沉默。17日后，各方的回应暂告一段落，媒体和网友们却开始对整件事情进行复盘和评价。总体上有三种声音：包容错误，肯定壮举；私德有亏，德不配位；跳脱个案，反思现状。无论是官媒、自媒体，还是网友，都在积极地发声、表态。

三、舆情焦点分析

（一）正面舆情焦点

1. "95后""千里走单骑"，青年人的勇气与担当

正如媒体一开始抓住的标签所示，"95后""千里走单骑"的于某在这次危难时刻挺身而出，展现了青年人的勇气和责任感。不属于任何医疗队的于某独自一人从南通出发，义无反顾地踏上了援鄂的"逆行"之路。由于武汉"封城"无法直接抵达，一心想要前往一线的她先后搭乘了火车、出租车、救援物资车，并辗转多地，最终来到武汉。

支持她的网友们表示，有多少人有于某那样逆行武汉的勇气？既然她当时冲了上去，就是值得肯定的，安坐家中的网友们也没有必要一味地揪住私德有

---

① 新浪微博"@中国新闻网"，采集时间：2020年12月4日，https://weibo.com/1784473157/JpFykhz9Q? type=comment#_ rnd1607081960953。

亏进行指责。

2."无名"英雄，护士身份不重要

不仅如此，部分网友更指出护士身份的真或假在她抗疫的行动中并不重要。抖音网友"青桐"表示："生死难料，勇往直前。她不是护士，她是英雄！"这种说法代表了相当一部分网友的观点：并非要有一张护士证才有资格为武汉作出贡献，只要去了就值得肯定，每一位"逆行者"都值得尊敬。还有部分网民认为她就是自己心目中的"最美援鄂女护士"。

3.但行好事，莫问动机

针对负面舆情焦点中质疑于某前往武汉的动机的观点，《南方都市报》发表社论："其在抗疫中的个人表现，与抗疫选择无关，而且也不适合用所谓理性人的视角与逻辑去复盘其彼时选择'逆行'的动机：是'冲着工资高去的'，还是所谓'破罐破摔、看淡生死'。"①

也就是说，无论其动机为何，她在抗疫过程中收获了康复患者的好评、社区负责人的认可，这些实实在在为武汉复苏作出的贡献不会因为动机不纯而变质。抖音热门视频评论区内这样写道："逆行的都是勇士，人设没有崩塌，我崇拜的是她的光芒，作为吃瓜群众，对别人的私生活不评价也是一种素养。"

（二）负面舆情焦点

1.身份造假

于某不是护士，却被冠上"援鄂最美护士"的称号，着实令人难以接受。负面舆情焦点在于某护士身份造假问题上。10月14日，南通市卫健委负责人回应："她不是医疗工作者，她不是公立医院的（工作者），也不是民营医院的，据我所知，她没有护士资格证。"微博话题#想嫁兵哥哥的援鄂女护士身份造假#阅读量上亿，网友们开始激烈批判，认为她以假身份进入武汉支援，是为了炒作，给自己博一个前程。

---

① 《南方都市报》：《对"援鄂女护士"的"人设崩塌"要就事论事》，采集日期：2020年12月3日，http：//epaper.oeeee.com/epaper/A/html/2020-10/19/content_30432.htm。

用"造假"一词并不冤枉于某。6月11日，她曾在"江苏省第二届红色故事宣讲大赛"上自述"在南通一家私立医院当护士"，这也是于某第一次公开表明自己的护士身份。10月15日，于某前同事爆料，于某当时只是一家男性专科医院的导医而非护士。因此，于某的确以假护士身份欺骗了大众。

2. 学历造假

10月14日，红星新闻报道于某身份造假的同时提到了对她学历的质疑。在媒体的报道中，于某称自己在南通卫校毕业，但认识于某的网友表示从未听她提起过自己是护士，只听她说自己是哲学系的，要不是因为疫情根本不知道她的护士身份。于某曾在自己的抖音账号中晒出一张复旦学生证，意在说明自己是复旦大学毕业的。此时网友们对其扑朔迷离的学历背景产生怀疑——名校毕业的大学学历却从未公开承认，晒学生证大概只是冒名，为蹭热度、博眼球。

然而逐渐浮现出的真相也令网友更加愤怒。由于于某参加志愿工作时，提供的是南通卫校三年制护理专业的毕业证，《健康时报》记者16日致电南通卫校组织宣传处，得到的回复却是"查无此人"。工作人员表示查过系统中历届毕业生的名单，没有于某这个毕业生，此前看到于某的新闻报道后还与多位老师了解情况，也均无收获。看到这份回应，网友们感叹：就连卫校毕业都是假的，还有什么是真的？

的确，于某曾经就读的根本不是南通卫校，而是如东卫校。10月22日，澎湃新闻联系到如东卫校，如东卫校表示于某2011年入学，一年后即退学。[①]也就是说，于某只是有卫校读书经历，并未完成学业拿到毕业证书。网友们对这件事虽略感惊讶，却没有过多讨论，而是开始对事件始末的细节各抒己见。

3. 婚内征军婚

另一大负面舆论焦点则是于某在已婚状态下公开征军婚。最初的网络传言正是从她的感情纠纷开始，但自始至终，于某针对所有的网络舆情只有一段话："公道自在人心，清者自清，网上夸大的那些事情，有侵权，有诽谤，有造谣，

---

① 新浪微博"@澎湃新闻"，采集日期：2020年12月4日，https：//weibo. com/5044281310/Jqo7GE6Mq？type=comment。

对我造成的影响，我必定会追究其法律责任！"

4. 失信被执行人

关于于某是"老赖"的舆论焦点多集中在质疑她是为了躲债、还债而逆行武汉，借此获取高额工资回报。不仅如此，她借债不还的原因也令网友们感到愤怒。离婚诉讼显示，于某在儿子出生以后没有尽到做母亲的义务，孩子的抚养和教育全部甩给了婆家，自己则每天和朋友花天酒地。为了维持高消费，她还挪用了丈夫的账号进行网络贷款，后因无力还债被一起告上法庭，双双成为"老赖"。[1]

5. 对媒体及卫生院的舆论攻击

在此"翻车"事件中，网友们还将矛头直指媒体。部分网友认为于某也很可怜，除却她自身的营销外，媒体对她的炒作让原本只是"逆行者"的她被迫成为个人生活也被曝光的公众人物，不再有隐私可言。也正是由于媒体着急树立正面典型，搞热度，博出位，抢功绩，才会不加以审查事实真伪就夸张宣传。

此外，于某工作单位发布的情况说明并没有带来正面的舆论引导，反而点燃了网友的怒火。网友本就因相关部门对其资质审查不严感到不满，卫生院反而呼吁网友宽容错误，助其成长，袒护于某的不良作风。极少数网友认为这份回应有温度，绝大多数网友认为相关部门犯了错误却不敢面对，只会避重就轻地"和稀泥"。

四、网民态度分析

（一）正面态度原因

第一，她是年轻人社会责任感的符号。从网友的一句句灵魂拷问"你敢去吗"，可以对他们支持于某的原因略知一二。多数发表看法的网民们因为种种原因不能去、不敢去，而像于某这样的千千万万的逆行者值得赞扬。值得注意的

---

[1] 新浪微博"@社长本社"，采集日期：2021 年 1 月 10 日，https：// weibo.com/ttarticle/p/show？id=2309404561687960223950。

是，她还是一个很年轻的 95 后姑娘，她富有担当的行为和大多数人对年轻人娇生惯养、自私自我的刻板形象大相径庭。由这两点可以看出，她已然成为一个符号，代表着年轻人的社会责任感，启发社会对新生代摒弃偏见，同时鼓励像她一般年纪的青年人学习这种精神，在这一方面她值得认可。

第二，看待此事应当功过分明。于某作为志愿者前往武汉隔离点支援了 56 天，无论她是否担得起后续一系列荣誉，都不能弱化她的抗疫事实。她因"最美逆行者"身份进入公众视野，进而成为正面典型，抗疫行动以外的私人生活与抗疫选择无关。

第三，评价她时应关注抗疫工作者的特殊身份。一些以湖北省网民为代表的声援者发自内心地感激她曾作出的贡献，网友自身对于逆行者这一广泛群体所具意义的感知和定位会影响他们对于某的评价。此外，在举国同心、共克时艰的大环境下，抗疫工作者更是国家和民族精神的集中体现，对他们的肯定在一定程度上也是认可国家抗击疫情的表现。

（二）负面态度原因

第一，因投机者的成功，为其他医护人员鸣不平。种种"造假"引起群情激愤的原因，除了让网友们感到被欺骗以外，更多的是为其他真正的医护人员鸣不平。有网友表示，坚守在 ICU 的医护人员的工资不及于某，却承担着比于某更大的风险和工作强度。她为了满足一己私欲冒名借债而无力偿还，事后又利用假学历和假身份得到一天 1 000 元工资的"志愿者"岗位，这使得网友们再一次质疑其支援武汉的初衷。

第二，亵渎军队威严，抹黑光荣军婚。军人的特殊身份令人难以接受"婚恋是私人事务"的说法。"@钧正平"发表的短评或许最能代表网友们心境复杂的原因："（'军婚''军恋'）这样平凡而伟大的字眼不该被亵渎，这些真挚的感情不该因此沾上污点。"

第三，对媒体造神的不满，对相关部门的失望。在这场疫情之下，这个社会固然需要正面典型来鼓舞士气、增强信心、温暖人心，但是媒体造神之势也随着疫情的持续发展蔓延开来。对于这样的"神化"趋势，一次两次网民或许还买账，可次数多了也就不免对这种营造的拟态环境表示不满——"真相"是媒体想让网民看到的"真相"。于是，他们不得不对信息保持怀疑。舆论一时间将正面典型或捧或踩的做法的确不当，不过，相关部门着急呼吁"宽容和爱护青年人"的做法就显得避重就轻。这种不恰当的舆论处理方式引起了网民的反感。

五、媒体分析

（一）多方造神力量

网络上最初有关于某的新闻报道都来自其家乡江苏省的相关媒体。中国江苏网、南通网等在 2 月 25 至 26 日报道了她只身逆行武汉的事迹。不过，这些报道并未给于某带来关注。其家乡的地方媒体对于某表现出了持续的关注：《江海晚报》《南通日报》先后报道了于某的近况和火线入党的经过。直到 4 月初于某结束 56 天的支援行动返乡，她的事迹首次"出省"，《新京报》和湖北经视都对她这些天的所作所为进行了采访和报道，例如她积极热心地为患者服务，同时收获了集体对她的关心和帮助。到此为止，于某并没有因其抗疫的感人事迹获得过多关注，但这些是将她推向神坛的基础。

4 月 23 日，于某因在采访中喊话"我想嫁给兵哥哥"而走红——媒体深谙，援鄂的白衣天使向往同样伟大的军人是绝佳的舆论话题。微博多家蓝 V 认证媒体转发采访视频，还有许多自媒体通过剪辑加工原视频的方式再发布相关视频。官媒、社交平台的广泛影响力和自媒体的多种表现形式同时为于某瞬间增加了关注度。

10 月 9 日，中国军事网用王某求婚于某的视频将于某的舆论热度重燃，《人民日报》、央视新闻、新华社、《光明日报》等众多媒体竞相转发。[①] 不过，

---

① 新浪微博，采集日期：2020 年 12 月 3 日，https://weibo.com/ttarticle/p/show? id = 2309404560590000488530。

随着网传于某"翻车"事件的舆论发酵，官媒集体删除了上述原文。

（二）推下神坛的关键角色

多家市场化媒体在于某跌落神坛的过程中起到关键作用。14日，定位全国、主打"深度调查+时政评论"的红星新闻，是首家联系并采访了认识于某的网友、于某本人以及南通市卫健委负责人的新闻媒体。这一份翔实的回应报道就是将于某拉下神坛地位的一次重创。

13日前后，一些自媒体也发挥了不小的作用。他们通过共情能力很强的语言风格引导或强化网民的情绪和观点，例如"@一个有点理想的记者"和"@这届网友太优秀了"等博主就扮演了这样的角色。

此后的15日、16日，《北京青年报》记者采访了武昌区卫健局，得到于某甚至不在志愿者名单之中的消息；《健康时报》记者联系了南通卫校，对方以"查无此人"回应于某学历造假问题。《健康时报》由《人民日报》主办，有趣的是，几天前《人民日报》刚刚删除了曾报道过的于某订婚喜讯。一捧一踩，于某昔日正面形象早已不复存在。22日，澎湃新闻带来了于某辍学卫校的真相，她的正面形象彻底转变为"骗子"。

六、相关部门和卫生院的应对分析

（一）前期：加持诸多荣誉称号，关键身份资质失察

于某享受其他医护人员所没有的太多荣誉，不仅使得网友愤懑，更让人感到这是相关部门巩固于某"神化"地位之举。3月，如东沿海经济开发区管理委员会授予于某"2019年度如东县优秀志愿者"荣誉称号。她是南通市唯一被江苏省委组织部批准火线入党的志愿者；入选由中共江苏省委宣传部、江苏省精神文明建设指导委员会办公室主办的3月份"江苏好人榜"。① 4月，中国江

---

① 江苏好人榜：《2020年3月江苏好人榜发布》，采集日期：2020年11月28日，http：//wm. jschina. com. cn/haorenbang/jh/2020/2020z/202004/t20200403_ 6588495. shtml。

苏省委宣传部授予于某"最美青年抗疫先锋"荣誉称号；① 南通团市委授予于某"南通青年五四奖章"。② 7月，于某被评为"中国网事·感动2020"二季度网络感动人物，该活动由新华社主办；③ 入选中央宣传部、中央文明办等主办的2019年度学雷锋志愿服务"四个100"先进典型暨百名疫情防控最美志愿者。④

"中国网事"是国内首个以基层普通百姓为报道和评选对象，由新华社记者走访基层挖掘感人故事，不同机构推荐候选人，发动网民通过新媒体方式进行线上、线下评选并举行年度颁奖典礼的公益品牌活动。⑤ "南通青年五四奖章"的授予则需经资格初审、综合比选、专家评审等环节，并报团市委书记室研究才能最终确定。可见于某获得的奖项中，有的是通过新媒体让网民参与评选，大部分还是相关部门内部评审出来的。这样一来，于某身上的嘉奖代表着相关部门的态度。更重要的是，除却以抗击疫情为名设立的"最美青年抗疫先锋"外，其他奖项的评选标准应当参考评选者突出事迹以外的个人表现，其代表的综合社会榜样意义非同一般。例如，"南通青年五四奖章"的申报条件之一为"遵纪守法，品德高尚，作风正派"⑥，那么按照于某的作风则难以符合这项标准。相关评选部门的失察，原因或许是急于肯定和表彰在这场疫情之中的先进典型，向大众传递医护志愿者感人至深的正能量。

此外，10月16日，武昌区退役军人事务局科长罗某这样回应当时接收了并非护士身份的于某的原因："她提供的是南通体臣卫生学校三年制护理专业的毕业证。因为当时情况紧急，人员紧张，主要选择有医学背景的人员参与志愿

① 江苏文明网：《最美青年抗疫先锋——于某》，采集日期：2020年11月28日，http://wm.jschina.com.cn/zt2020/zt2020/zmry/202005/t20200506_6630120.shtml.
② 《南通日报》：《第11届"南通青年五四奖章"获得者个人、集体名单公示》，采集日期：2020年11月29日，http://www.zgnt.net/ntrbszb/pc/c/202004/22/content_15210.html.
③ 新华网：《"中国网事·感动2020"二季度网络感动人物评选结果揭晓》，采集日期：2020年11月29日，http://www.xinhuanet.com/politics/2020-07/10/c_1126219812.htm.
④ 中国文明网：《2019年度学雷锋志愿服务"四个100"先进典型暨百名疫情防控最美志愿者名单公示》，采集日期：2020年11月29日，http://www.wenming.cn/specials/zyfw/2019sg100/md/.
⑤ 新华网：《"中国网事·感动2020"网络感动人物评选活动说明》，采集日期：2020年11月29日，http://www.xinhuanet.com/gongyi/2020-03/31/c_1210538447.htm.
⑥ 南通科技技术学院青年网：《关于申报第九届"南通青年五四奖章"人选的通知》，采集时间：2020年12月5日，http://www.ntst.edu.cn/tw/2015/0402/c729a8240/page.htm.

服务工作，没有提供资格证的硬性要求。"可见，事务局招收于某是出于其卫校毕业的医学背景。尽管于某当时获准前往武汉当"医护志愿者"，但自始至终相关部门都不能确保其护士资质。

相关部门对于普通百姓而言更具有公信力，在舆情事件中更是如此。以此为例，在这场"造神"运动中，正是相关部门堆积了一些本不该属于于某的荣誉，使她在公众前不仅是抗击疫情的先进个人，更是作风正派、品德高尚的"榜样"。

（二）后期：卫生院出面撑腰，时机与内容的失衡

于某的丑闻一经曝光，卫健委和南通卫校便作出回应，否认于某的医护资质和毕业生身份。有个别网友指出这有急于撇清关系的嫌疑。洋口卫生院发布公告承认于某是其劳务派遣职工，网友对这份公告产生了不小的看法。

从 14 日卫健委负责人向红星新闻表示于某"不属于医疗卫生系统"到 17 日洋口卫生院"认领"于某，短短三天，反应迅速。然而迅速的回应也应当匹配合适的内容。总体而言，这份回应可圈可点，却没有选择合适的时机，措辞也需调整修改。

"有温度"是部分网友肯定这份回应的主要观点。的确，洋口卫生院能够在此时为于某发声已属不易，它呼吁网友给年轻人更多宽容和理解。洋口卫生院的回应内容其实比较得体，却没有选择合适的时机公布：17 日，舆情未消，网民情绪激愤。于是，这份本是期望引导正面舆情归位的回应并未达到预期效果，反而起了反作用，网友认为其袒护、洗白于某而愈加愤怒。

其实，相关部门回应得及时是件好事，但要想把这件好事办好，还需要更多地进行内容上的推敲。

七、反思与建议

（一）于某：自我生活的呈现请多些真诚，少些谎言

于某努力炒作营销的形象因为一个个谎言原形毕露，令人唏嘘不已。在新

媒体环境下，人人都有麦克风。于某在社交媒体上对其生活的自我呈现值得我们每一个人反思。于某穿军装冒充军人、学历造假或许还能用虚荣解释，但是她谎称护士、否认婚育、营造单身形象婚内征婚等一系列的行为，功利心昭然若揭。有些人期望在社交媒体上呈现给别人自己向往的另一种生活，于是编织了一些谎言塑造另一个自己。这一切的对与错、好与坏暂时不说，但有一点是清楚的——道德是底线。

于某谎称护士，获得了一系列本不属于她的荣誉；在前一段婚姻存续期间就开始宣布追求新的幸福；并没有完成卫校学业却做着护士才能做的专业事项，让自己和他人都承担着防疫工作不当的风险……

世上没有不透风的墙，一切谎言终有败露时。人民网舆情数据中心指出："网络时代了解一个人的渠道和方式更为丰富，信息不对称的情况大大减少。站在舆论聚光灯下的每一个个体都比过往更加多元。"[1] 这说明曾经成功营造的假象，露出马脚只是时间问题，随着时间推移、信息丰富度的提高，我们必然将会离真相愈来愈近。

我们本能地因她动人的事迹坦然接受她成为"最美逆行者"。并非网友苛刻，而是她把自己困在了自己编织的谎言巨网之中。终于有一天网破，人落。

（二）最美逆行者：一场疫情下的特殊符号

《光明日报》发表评论指出，"最美护士翻车事件"本身并非"难以想象"的事情，但公众的"难以接受"以及其他负面声音反馈实际上是建立在援鄂行为所具有的特殊意义基础之上的。

在这场疫情之下，抗疫工作者作出的非凡"战绩"有目共睹，他们为人民的生命安全作出了不可磨灭的贡献，体现着国家力量、民族精神。于是，提起"最美逆行者"，我们本能地给予正面的情感倾向。于某作为逆行者的一员，自然也被赋予这样一种正面感情的期待——震惊之余无论是嫌弃还是包容，一定程度上是正面期待破灭后的两种不同反应。

---

[1] 微信公众号"人民网舆情数据中心"：《完美榜样人设翻车启示录》，采集日期：2021 年 1 月 9 日，https：//mp.weixin.qq.com/s/q-OJSieLOCgOgqOaxfWv8Q。

（三）媒体：客观严谨地塑造正面典型，拒绝"造神"叙事

一个"于某"让我们看到，正面典型可能不会完美无瑕。无论下一个正面典型是谁，媒体都要避免过度宣传的"造神"行为。《钱江晚报》不仅承认"造神"行为值得反思，还一针见血地指出炒作此事的各方有不可推卸的责任。

接触信息源的媒体需要保持足够的客观，不能听信一面之词就急于传播未经核实的信息，以免误导大众。在一些有据可查的信息上更要做到"应查尽查"，受众最多、更具权威的官媒更应如此。例如，该事件中于某的工作单位、护士资格和学历这些信息都出自地方报纸，那么官媒在理所当然地转发之后，被嘲讽"翻车"也算不上委屈。新闻媒体在加工处理信息并推送到大众面前时，要慎之又慎，以还原真相为己任。

我们明白塑造一个更加立体形象的初衷是善意，但正面典型的英雄事迹应该成为新闻的焦点，而不是他们的个人生活。媒体可以在确保真实性的前提下，适当加入补充信息来润色丰满人物形象，而非舍本逐末，把宣传正面典型变成蹭私人生活的热度。

（四）网民与社会：理性看待正面典型，避免"神化"和"极化"思维

媒体在"造神""毁神"上的偏好也不难理解，因为新闻的宏大叙事才更容易抓人眼球。普通网民能做的则是避免被煽动盲目崇拜的情绪，或者避免先捧后踩式的随波逐流。

以几家报纸为代表的不少媒体开始反思社会看待正面典型的现状。一方面，无论媒体和政府如何渲染，大众都要在主观上抱有拒绝"神化"正面典型的警惕。《羊城晚报》就"英雄观"发表评论，认为人们因理想主义的思维定式，无法接受正面典型的负面消息。"一说到正面典型，其一言一行，都必熠熠生辉，其进退取舍，都必舍生忘死。"[①] 人们对英雄、榜样有高于常人的道德期

---

① 羊晚快评：《"最美护士"于某人设翻车的启示》，采集日期：2021 年 1 月 10 日，https://www.sohu.com/a/425943615_ 120046696。

许，这是正常的，也是可以理解的。但我们不能忘记英雄也是普通人——不必因一个正面典型事迹就将其神化为超乎常人，也不必因"榜样"的"翻车"而感到落寞和幻灭。

另一方面，社会环境在评价一个人时容易犯非此即彼的错误：有正面事迹就捧上天，出负面消息就踩到底。"一篇'正面报道'出来，整个舆论氛围会倾向于将它典型化、示范化，某种光环会自然地落到报道的主人公头上。"① 他们的"人设崩塌"也更容易在激情之下被全盘否定。《河南日报》就关注到了网络社会的这一"极化传统"，认为一捧一踩都有些过度失真。《环球时报》总编辑分析了两极思维不可取的原因——人性复杂。微博网民"@ hanyuyu512"认可他的观点："善恶共存一身，不就是大多数普通人的人之常情吗？最不该的，就是将一个普通人的某些片段无限放大，编织为神话，又或者打下十八层地狱。"这正是此事过后亟待网民自省的重要方面。因此，社会大众应当通过一次次的舆情事件，学习摆脱两极思维，冷静看待功与过在一个人身上的呈现。

（五）相关部门：舆情下斟酌的应对的时机与内容

相关部门的回应代表了对此事的态度。风口浪尖之上，权衡时机与内容是相关部门对舆情作出回应的永恒命题。

过快地作出回应势必不能仔细斟酌内容是否妥当；拖延过久又会显得畏手畏尾，没有勇气担当。在保证内容适合的前提下尽早表态，绝不能为追求速度而舍弃内容，否则不仅会达不到积极的效果，还有可能适得其反，引出新的争端。

---

① 新浪微博"@ 胡锡进"，采集日期：2021 年 1 月 10 日，https：//weibo. com/1989660417/JpKRTiAWv？from＝page_ 1035051989660417_ profile&wvr＝6&mod＝weibotime&type＝comment。

错把天使当恶魔

——"被料理后事的男子起死回生事件"
背后的网络谣言分析

一、前言

医疗与每个人的生活息息相关，每个人都有发言权，特别是在互联网时代的推动下，我们处于人人都有麦克风、人人都有发言权的时代。每一个网民都有可能成为下一个信息的生产者、舆论事件的报道者。当谣言与网络结合后，谣言的传播速度更快、传播范围更广，这会让医患关系更加紧张、医患矛盾更加尖锐。这样的结果不仅不利于构建和谐的医患关系，而且还会危害和谐社会。

"被料理后事的男子起死回生事件"是一起典型的由网络谣言引发的舆情事件。一方面"起死回生"究竟是天方夜谭还是可以实现的疑问引起广大网民的好奇心，进而不断传播这个事件，另一方面被医生"判死刑"的患者"起死回生"的说法激化了医患矛盾，使得感同身受的网民联合起来声讨医方。无论是出于什么原因，媒体的失实报道和网民轻信网络谣言的行为使得网络谣言不断扩散，严重损害了医患关系。"被料理后事的男子起死回生事件"也是医方正确应对网络谣言的典范，在这个事件中，部分媒体通过网络谣言企图抹黑医务人员，不明真相的大众开始也"错把天使当恶魔"，但医方通过正确应对舆情，最终瓦解了网络谣言。通过分析这一典型事件背后的网络谣言，可以帮助我们认识网络谣言，进而研究医患关系中网络谣言的应对策略，为今后缓解医患矛盾、构建和谐的医患关系提供参考。

二、"被料理后事的男子起死回生事件"舆情波动历程

2020年9月7日上午9时，《都市报道》发表了微博，微博主要内容是被医院判定为死亡的男子在葬礼上起死回生，患者家属向医院讨说法，医方答复："活了不比死了强？"此报道引发了网友的关注，在舆论上一致批评医方存在过失。9月8日下午2时左右，沁阳市中医院回应：家属主动放弃治疗，自行离院。医院发出的声明引发了更多网友的关注和评论，大部分网友开始批评媒体失职，9月9日舆情出现最高峰。之后，媒体屏蔽微博评论，网民认清媒体造谣的真相，舆情又有了小幅度上升趋势。"被料理后事的男子起死回生事件"舆情走势如图2-5所示。截至2020年11月16日15时，#被料理后事的男子起死回生#话题被阅读966.2万次，讨论549次，《都市报道》发布的相关视频也被观看61.6万次。

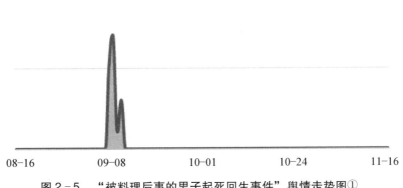

图2-5 "被料理后事的男子起死回生事件"舆情走势图①

（一）波澜初起：男子被报道起死回生

2020年9月7日上午9时，河南《都市报道》发表了微博，微博内容

---

① 数据来源：上海开放大学鹰眼速度网平台，采集日期：2020年11月16日。

为："8月17日，焦作沁阳的小田因为家庭琐事一时想不开，就喝了农药自杀，父亲田先生赶紧把儿子送到沁阳市中医院抢救。8月18日凌晨2点多，医生告知田先生人不行了，还推荐了一辆拉死人的车，把小田拉回了家。回家之后，田先生就忙活着找亲戚朋友给儿子料理后事，然而下午1点多，发生了一件不可思议的事，小田竟然坐起来了。苏醒后，家人又带着小田辗转多家医院治疗，现在已经基本痊愈。当问起小田的情况时，沁阳市中医院重症监护室张主任回复：'活了不比死了强？'"[1] 这段文字的下面还附带着一段视频，视频中的内容与《都市报道》的说法十分吻合。这则微博引起很多网友的关注和转发。部分网友也表达了自己的愤怒之情，网友"@山东人吉祥如意"评论道："这人也配当医生？"网友"@瑶瑶有所思"："太不负责了吧！"网友"@是我的洲喵"："这要是火化了还得了啊！一条人命！"有些媒体还特意用《男子抢救无效被办葬礼到了中午竟自己坐了起来》[2] 这类标题来吸引大众眼球，此时大部分网友同情患者，将矛头指向医院和医务人员。

（二）舆论反转：医院回应引发舆论转向

2020年9月8日下午2时左右，沁阳市中医院在其微信公众号上进行了及时的公开说明："患者田某，男，39岁，沁阳市西万镇西万村人，于2020年8月17日15时56分，因家庭矛盾自服敌敌畏急诊入住我院重症监护病房。初步诊断为重度有机磷农药中毒，立即开通'先住院后结算'绿色通道，按照有机磷农药中毒抢救治疗指南积极进行洗胃、灌肠、解毒药物应用、吸氧等抢救措施。8月17日17时40分患者病情进一步加重，给予气管插管及呼吸机辅助治疗。其间，院方多次与家属沟通，建议转上级医院进行血液净化治疗，其父不同意转院并签署了'病危通知书'及'拒绝转院协议书'（后附签署协议书图

---

① 新浪微博"@都市报道"：采集日期：2020年11月16日，https://weibo.com/tv/show/1034；4546452337131529？from=old_pc_videoshow。
② 新浪资讯：《男子抢救无效被办葬礼到了中午竟自己坐了起来》，采集时间：2020年11月16日，https://zx.sina.cn/sh/2020-09-08/zx-iivhvpwy5527766.d.html？wm=3049_0021。

片为证）。8 月 18 日凌晨 2 时 50 分，在医院积极治疗过程中，患者家属主动要求放弃治疗并在签署自动离院协议书后自行离院。"① 医院还通过其他人的朋友圈、微博进一步佐证医院回应内容的真实性，网友纷纷倒戈。很多网友表达了自己对媒体失实报道的不满。网友"@ 范大将军不走"："这样报道，良心不会痛吗？"网友"@ CHAN 大辉"："这种新闻媒体的造谣，何时能入刑？"在医方用证据自证清白后，其他一些媒体也开始站出来为医方发声。9 月 8 日上午 9 时"@ 河南全搜索"发表文章《"尸体"拉回家起死回生？沁阳市中医院回应：家属主动放弃治疗自行离院》。微博大 V"@ 白衣山猫"也在 9 月 8 日上午 10 时发表文章《医院分不清死人活人？可疑！弄清真相后，方知媒体无耻，家属可恶！》，从专业的角度分析了事件，帮助人们识别网络谣言。搜狐账号"医脉通"也在 9 月 10 日发表《又一例"起死回生"！重度有机磷中毒，医院放弃抢救后复生？》一文，谴责媒体不负责任。从其他媒体和网民的反应可以看出，医院辟谣很成功。

（三）再掀波澜：媒体悄悄屏蔽评论引发舆情

在沁阳市中医院出来辟谣后，很多微博大 V 和其他媒体也纷纷站出来，支持沁阳市中医院，指责《都市报道》，网民大部分也站到医院的一边。真相浮出水面，公众对该事件的关注度不断下降。但是不知是在舆论的压力下，还是《都市报道》自己感觉做错了，悄悄关闭了其相关微博的评论功能。这让真相更加明晰了。网友又开始谴责媒体的失职。

（四）平息消退：舆论消退

"被料理后事的男子起死回生事件"让公众认识到医方辟谣的能力，真相也很明晰了，这件事就逐渐淡出大众的视野。

---

① 微信公众号"沁阳市中医院"：《沁阳市中医院关于患者田某诊疗情况的说明》，采集日期：2020 年 11 月 16 日，https://mp.weixin.qq.com/s/0wJzXRL10xOscQAeJKvvGA。

三、舆情焦点分析

（一）媒体失实报道，最终自食恶果

"在葬礼上起死回生"听起来就是奇闻轶事，很多人在好奇心的驱动下忍不住想仔细看看究竟发生了什么事情，而媒体更加懂得这一点，所以在前期宣传时巧妙运用这一点。医院的张主任用嘲讽戏谑的口气说生死这么严肃的问题，不尊重他人的生命，态度确实不好。医患矛盾本来就是一个热点话题，当患者家属带着媒体去采访时，作为医方要妥善应对，注意言行，在这方面医方的张主任确实没有妥善处理好这件事。但是，为了引发爆点，媒体刻意强化了医患矛盾，特意掐头去尾地选择"活了不比死了强？"这一句能挑动公众敏感神经的话。所以在《都市报道》的特意包装下，公众看到了这样的场景，医院的庸医连死人、活人都分不清，差点让活生生的人被迫死亡，患者家属想讨个说法，医务人员却趾高气扬，甚至有些冷血地回答："活了不比死了强？"这让公众十分愤怒。而且媒体为了更好地传播这个事件，还在枯燥的文字下面加了一段视频。看起来，媒体报道这件事就是帮助弱者申诉冤屈。《都市报道》的报道深得民心，所以当时网民一致指责医生的行为很符合媒体预期的舆情方向。

但不知何时起，《都市报道》悄悄关闭了其相关微博下面的评论功能，网民无法进行评价也无法查看其他人的评价。事件的后期舆论虽然是不利于《都市报道》的，可是，既然媒体和医方双方各执一词，大家也说得都有一定道理，事件还在进一步调查中，《都市报道》为什么就草草认输？这样做不免有不打自招、做贼心虚之嫌。《都市报道》最终搬起石头砸自己的脚，它或许后悔了，但是它最初发微博的时候却没考虑到这样的后果，它当时就不应该不调查事情的真相，草草判了另一方有罪。作为媒体要有职业道德，不应该用网络谣言去抹黑医务人员。《都市报道》拥有 57.4 万名粉丝，它发布的一些小事情也会引起很多人的关注，在报道的时候就应该想到社会责任。作为一个具有一定权威性的媒体，在流量面前消费了大众的信任，真的是得不偿失。《都市报道》的

反面案例，值得其他媒体反思。有些媒体为了高关注度断章取义，甚至扭曲事实；还有的媒体在医院官方出来辟谣后，还在传播谣言。媒体具有一定的社会监管属性，本应该披露社会上的不良现象，而这一切也是为了使不良现象朝好的方向发展。但是选择性报道、传播网络谣言，就有刻意挑拨医患矛盾的嫌疑。

部分媒体常常成为网络谣言的直接制造者，特别是媒体带有煽动性的报道和狂热的炒作，容易抹黑医生的形象，导致大众误解，甚至不信任医务人员，这种报道只会加深医患互信危机。在医患矛盾网络舆情中，大众往往认为患者是个人，势单力薄，所以更容易同情患者。在舆论场中，弱势的患者一般更容易获得大众的信任和保护，医方的话语权相对而言就很弱了。在《都市报道》中，掐头去尾的一句话"活了不比死了强？"把矛头指向了医院，让人不得不怀疑这篇报道是在有意造谣并挑起医患矛盾。还有部分媒体喜欢报道负面消息，但是不去深入了解，只是为了吸引更多网民的关注，甚至把非医疗事故渲染成医疗事故。部分媒体为了寻求卖点，放大现实生活中的医患矛盾，这会使得医务人员的形象变差，医患矛盾变得更加尖锐。所以，媒体要提高自身媒介素养，不去传播网络谣言。因为谣言一旦产生，即使辟谣了，受害者的形象也难以挽回。在社会认知过程中第一印象会产生首因效应，这种效应会严重影响人们对事件的认知。"起死回生"事件报道后，网民指责医生分不清患者是死是活，还称医务人员的回应是无德的表现。事件开始时，网民一边倒地支持患者并要声讨医方，这对医方造成了不小的负面影响，虽然后来事件平息了，但是只有部分网民会耐心等待后续的发展。所以，媒体不应该激化医患矛盾，这样不利于社会的和谐发展。此外，媒体还应懂得如果医患关系的负面信息没有经过证实，就不要随意报道，否则不只是损害医方形象，也会让公众失去对媒体的信任。

（二）医方进行自我澄清，事态出现转机

沁阳市中医院主动回应媒体散播的网络谣言，在 17 小时内掌握了话语的主动权。其中，医方有两点做得特别好，一是回应得及时，有效阻止了谣言的传

播和舆情的发酵，减少了负面信息对医院声誉的影响；二是医方回应得有理有据，证据充分，合情合理，帮助不明真相的网友站到正确的舆论阵营。事实上，回应《都市报道》采访的张主任，也提到医院没有宣告病人死亡、患方是自愿出院之类的话。所以，医方学会运用媒体应对舆情很重要，要懂得把有利于医方的证据呈现给公众。

当然除了医院的努力，医方微博大 V 在舆情逆转的过程中也起了重要的作用。例如，病人"死亡"后没有被直接送到殡仪馆就是一个疑点，"@白衣山猫"说："按照国家卫健委有关规定，在我国医院里，病人死亡后，当班医生应该立即开具病人死亡证明。这个病人死亡证明必须在第一时间内填写，用于殡仪馆交接拉走和火化尸体。并且，医生还要第一时间通知殡仪馆从医院拉走尸体。同时，当班医生还需要填写死亡报告单，一项一项填写清楚，同时将死亡报告单上报医院相关部门。任何时候，这两项工作都必须马上完成。如果没有及时完成，上级主管部门对当班医生的处罚会非常严厉。2018 年，我曾经随卫健委去河南焦作各大小医院走访调研，所以我知道，河南焦作医院里，病人死亡后，也必须走这个流程。"既然没有走这个流程，那说明医院当时就没有认为病人已经死亡，患者家属说医院分不清活人、死人自然也就没有道理了。患方也不应该对医生抱有讹诈心理，对于患者的生命，医护人员肯定会竭尽全力救治，患者之所以会"起死回生"，肯定是医院的治疗起了作用，否则服毒自杀的患者的病情只会是恶化，不会好转。患者家属讹诈医院的行为自然也是不合理的，而且媒体刻意传播网络谣言的行为十分可恶，这也是大众看到医院回应谣言的证据后义愤填膺的原因。很多网民看到医院出来证伪，纷纷倒戈，将矛头从医方身上移开，然后指向媒体和患方。

在这起事件中，医方面对网络谣言的正确做法值得其他医院学习。这起事件也说明医方面对不利于自己的网络舆情时，不能因为害怕事件进一步恶化而退缩，而要敢于直面舆论，并正确引导舆论。此外，网民还倾向于追随自己信任的意见领袖，这种具有一定权威性的意见领袖的意见更加容易被网民接受，因为普通网民形成的群体意见会具有一定的盲目性，个体意见更容易臣服于有一定影响力和名望的意见领袖。例如微博大 V、具有一定权威性的公众号，便是典型的意见领袖，医方如果能巧妙地运用这些途径，可以提升辟谣的概率。例如，微博大 V "@白衣山猫" 在这次事件中就充当意见领袖的角色帮助医院进一步辟谣。

（三）医患沟通不当，患方成为网络谣言的载体

从医患沟通的角度来看，我们也可以看出，医方仍有需要提升的地方。在工作时，医生应主动增强与患者之间的信任感，耐心向患方讲解有关医学知识，消除患方由于对患者病情知识的匮乏而产生的焦虑感。在这个事件中，患方并没有十分专业的医学知识，医方所说的死亡和患方理解的死亡很可能就不一样，这也说明医方需要进一步做好与患方的交流工作，要理解患方对专业医学知识认识不足的状况，详细告知患方如果签了一些协议书后需要承担的责任。医方和患方更深层次沟通在一定程度上可以帮助医患双方建立信任感。在网上发表言论时，面对医患矛盾问题，医方要提供具有说服力的真实有效的证据，消除公众对医方的疑虑，把医方原本的、被误解的信息准确真实地传递给公众，进而赢得患方的理解和网民的支持。医方要谨慎措辞，保持诚恳的态度，在网络上选择恰当的时机发言，直面网络谣言，及时公开信息，防止与公众之间因为信息缺位而导致舆情不断发酵、网络谣言越传越广。当真相浮出水面后，随着网络谣言逐渐消散，网民对网络谣言的关注不断减少，医患矛盾引发的网络舆情热度自然会消散。医方要抓住机会修复医方形象，缓解和患方的冲突，同时也要不断积累应对舆情的经验。

医患之间产生的网络谣言，很多是由患方引发的，为了防止被媒体利用后成为网络谣言的源头，患方也要反思一下自己的行为，并改变一下之前不正确的心态。患方不要把医方当成万能的神，要理解医生也是普通人，他们在专业领域也会遇到解决不了的难题。患方不要认为医生可以治愈所有疑难杂症。在这起事件中，既然放弃治疗是患方自己选择的，患方就要为自己的行为承担相应的责任，去医院索要赔偿就是不合情理的了。患者要学会尊重医生，不能在

医生没有达到自己期望的时候对医生产生敌对情绪和报复心理，这是不理性的，也是不健康的心态。公众对"医患矛盾"这个热点话题并不陌生，网络谣言借着"医患矛盾"的热度大行其道。患者要对医生怀着一颗宽容的心，遇到问题友好地和医生沟通，在听完医生讲解后自己再进一步理性分析、权衡利弊，作出合适的选择。患方和医方和谐相处，才能防止网络谣言的产生。

（四）真相扑朔迷离，网民态度不断变化

"被料理后事的男子起死回生事件"被报道后，不少网民表达了对患者的同情并指责医生，甚至有的网友还发出了极端的言论。但是，经过医院有理有据的辟谣后，网民的态度发生了很大的转变。从网民态度的快速转化，可见人们对医生形象的微妙认知。当网络谣言中的医生形象和公众认知中的医生形象比较切合时，公众就会认可网络谣言，从某种程度上来说，网络谣言也表达了人们的现实诉求，人们会有选择性地剔除对自己不利的信息。当现实生活中无法满足诉求时，网络谣言就会变成现实诉求的出口。

这起事件中部分网民还是理性的，他们想到了"商丘早产儿起死回生事件"，因此在医院出来证伪后，他们进行了理性分析，甚至还帮助那些仍然不明真相的网民认清真相并举报造谣的媒体。但也有部分网民在看到一些离奇的新闻报道后，第一时间不是理性分析真相，而是不假思索地转发，甚至不加分析地评价。从这起事件可以看出，网民需要不断提高自身媒介素养，学会理性思考。新媒体帮助网民通过点赞、评论、转发等方式满足自己的参与意识和表达意愿，网民拥有了自由发表意见的平台本是好事，但是由于网民文化水平不一样，对事件认识的程度也不一样，在网络社区难免鱼龙混杂，部分网友很可能发表非理性、情绪化的言论。传播学者克罗斯提出谣言公式：$R=i\times a/c$，即谣言＝（事件的）重要性 ×（事件的）模糊性 ÷ 公众批判能力。从谣言公式可以看出，公众要自觉提高鉴别能力，不受谣言的蛊惑。面对互联网中铺天盖地的信息，普通网民难以在海量信息中辨别网络谣言。这就需要网民冷静思考，尽量克服潜意识中的刻板印象对自己的干扰，不要放弃自己独立思考的能力，不

要轻易对一则新闻进行是非判断，而要作理性分析，并关注事件的后续进展。否则，即使自己的出发点是好的，也可能成为无辜受害者的迫害者。网络平台为网民的集群化提供了条件，在虚拟环境消除了现实生活中的空间距离，让人们在极短时间内完成观点碰撞，并在"沉默的螺旋"机制的作用下，形成统一的舆论意见。网络集群化促进了网络意见的汇集，意见爆发后往往推动舆情进入高涨期。信谣传谣的网民，有的是因为在网民群体中达成了无意识的共识，主动放弃了理性思考；有的是因为防止在"沉默的螺旋"机制的作用下自己的观点被边缘化，主动加入主流言论中。因此，网民有时不能理性思考，也有外界的原因，从这个角度来看，网民更应不断学习理性思考。

四、反思与建议

"被料理后事的男子起死回生事件"只是由网络谣言引发的众多医疗舆情事件中的一起比较典型的事件，它不是第一起，也很可能不是最后一起，所以，关于网络谣言方面我们还有很多地方需要去反思。谣言本来是种不好的舆论，但是网络谣言却在今天层出不穷，甚至造谣传谣日趋常态化。网络平台上，一些媒体添油加醋地宣传，一些随波逐流的网友盲目地转发，最终导致谣言如同洪水猛兽一般吞噬着无辜的受害者。更严重的是，一些没有被及时澄清的谣言成了扭曲的"集体记忆"，不断激化社会矛盾。美国麻省理工学院教授尼葛洛庞帝（Negroponte）曾称网民就像"没有执照的电视台"，他们可以自发生产网络信息的环境，使得网络谣言传播变得更加便捷。网络舆情的破坏性很强，经过网民的不断转发，网络谣言的破坏性不断放大，传播范围也无限放大。网络谣言的影响极其恶劣，我们要从更深层次去思考，才能发现问题的本质，避免医患矛盾的网络舆情不断放大。下面，本文从媒体、医方、政府三大主体的角度提些建议。

（一）媒体：提高自身的传播素养

中国目前的网民数目庞大，谣言在虚拟的网络环境中的传播速度远远快于现实生活，传播范围也远远大于现实生活，媒体作为主要传播主体，要自觉提高自身的传播素养。在医患矛盾中，网络起到了推波助澜的作用。在这样的舆论氛围中，有的媒体为了博得民众的眼球，不断煽风点火，把网络谣言不断夸大。有的媒体的初衷或许是保护弱者、维护公众权益，但是片面的、不实的报道，会增加公众对医方的误解，也会严重损害媒体的公信力。有的媒体不计后果的炒作会引发更加严重的后果。在权威机构没有对医疗纠纷作出判定之前，有的媒体只听取患者的一面之词，甚至有选择性地报道医方的回应，这样带有引导性的报道等同于媒体已经对事件作出了判定，"审判"了医生，这是不符合媒体职业道德要求的。虽然媒体有监督功能，但是媒体应该是客观的、公正的，不应该去制造网络谣言。媒体应该提高自身传播素养，避免不当行为。

（二）医方

1. 主动获得话语主导权

有的医方在遇到网络谣言时会选择放弃自己的话语主动权，选择沉默，但是医方的沉默会被公众认为是默认了网络谣言。医方回应信息的缺位或者滞后会让医方失去有利的舆论地位，使得网络谣言进一步传播。网络谣言之所以被轻易相信和快速传播，是因为人们想降低生活中的不确定感，更好地把握自己的生活。当对外公开的信息不足以满足人们想要了解的情况时，谣言也会应运而生，甚至可以以假乱真。网络谣言容易激发网络舆情，但是医院的沉默只会助长事件的模糊性，这样会为网络谣言的进一步传播创造条件。如果人们对事情了解得不够透彻，关注的人们就会产生焦虑和不安，那么此时很容易出现谣言，所以为了防止谣言的产生，医方要及时对公众公开信息，让谣言止于真相①。网民通过日渐明晰的渠道找到自己关注的信息后，网络谣言传播的基础就被瓦解了，所以医方不能总是沉默，要对外公开自己的信息，主动获得话语主导权。

---

① 万力：《全媒体时代重大疫情网络舆情对大学生的影响及教育引导》，载《南昌航空大学学报（社会科学版）》2020年第2期。

2. 增强处理医患矛盾的能力

医方应明确责任部门职责，例如，哪个部门处理现实生活中的医患矛盾，直接与患者沟通，做好线下工作；哪个部门处理网络舆情问题，做好线上工作。医生平时要具有网络谣言应对意识，要事前做好预防工作，事中听取专业人士应对舆情的建议，事后总结应对网络谣言的措施。医方可以聘请专业机构去监控有关医患矛盾的网络谣言，发现网络谣言后及时查实，针对具体事件制定具有针对性的应对措施。为了避免医患矛盾，医方还要加强医风医德建设，增强医务人员在工作中的责任感，完善医患交流渠道。医患矛盾一直是个敏感话题，有关医患矛盾的网络谣言部分也是现实生活中医患矛盾的投射，所以这种状况不会在短时间内改变，医务人员需要时时刻刻注意自己的一言一行。网络谣言的产生和传播具有不同阶段：潜伏期、爆发期、长尾-消散期、长尾-复发期。为了更及时有效地应对网络谣言，医方要对症下药，在不同阶段采取不同的应对策略。潜伏期具有一定的隐蔽性，这就需要医方具有危机意识和舆情意识，能够防患于未然，能敏锐发现潜在危机并消除之。在爆发期，医方需要利用网络平台进行及时有效的辟谣，并妥善处理医患双方的诉求。在长尾-消散期，医方应通过媒体修复医方受损形象。长尾-复发期，医方应邀请相关专家运用自己的专业知识理性"发声"，瓦解网络谣言引发的舆情。①

（三）政府

1. 帮助医方重建公信力

医患关系不只是医方和患方的关系，整个社会也在影响着医患关系，所以政府有责任帮助医方重建公信力。政府应引导媒体多对医方进行正面报道，对不利于医患关系的情况进行解释说明，潜移默化地重建公众信任。政府应多报道医务人员的正面典型形象，推出医务人员纪录片，让公众认识到医务人员的默默付出。

---

① 谭凌芳：《医患关系激化型网络谣言的媒介应对策略》，硕士学位论文，广西大学，2016。

2. 营造健康的舆论氛围

网络的匿名性促使公众可以在网络平台自由地发表言论、转发观点,但是这种不加理性判断的评论以及未经证实的消息的转发,为网络谣言的产生和传播提供了温床。政府要意识到这一点,并在源头上防止网络谣言的产生,这样才能缓解医患矛盾,营造和谐的社会氛围。政府有责任遏制网络谣言的滋生和传播,构建干净和谐的舆论环境。有些网民其实并不在乎网络谣言的真与假,他们只是想借助网络平台,通过发表评论等方式宣泄自己在现实生活中的情绪。但这种不负责任的行为会在一定程度上推动网络谣言的扩散。政府可以借助公众营造健康的舆论氛围,公布真实可靠的信息,将网络谣言扼杀在摇篮之中。政府可以完善网络监管制度,成立专业的辟谣小组,当然,还可以联合意见领袖、网民等一起辟谣。政府还应该完善相关法律法规,对恶意造谣传谣的行为给予严惩。医疗舆情一旦放任,后果严重,政府要不断探索治理的手段,对于恶意传播网络谣言的行为,一定要严厉打击。政府还可以制定细化的、可操作性强的规章制度,这一方面可以约束网民不负责任、随意传播谣言的行为,另一方面也可以为医患关系营造良好的环境。

一念天使，一念魔鬼

——"河南商丘早产儿死而复生事件"舆情分析

一、前言

在中国人的传统观念中，孩子往往是一个家庭的核心，一个孩子从孕育到出生的整个过程都牵动着整个家庭的心。在医患矛盾的领域中，涉及孩子的医患矛盾往往更容易引发社会的广泛关注。医院对于问题胎儿的处理往往面临难以抉择的道德伦理困境，而家长的选择在一定程度上也决定了胎儿命运的走向。面对问题胎儿，家长与医院的抉择可谓"一念天使，一念魔鬼"。媒体片面的报道能否让广大网民看清事情的来龙去脉？"河南商丘早产儿死而复生事件"就是一起典型的涉及问题胎儿的医疗舆情案例。

2019年9月16日，许先生的妻子在商丘第一人民医院生产，手术前医生告知家属，婴儿出生即死胎。许先生在离开医院时发现，袋子中的婴儿正在抽动，随即送回医院抢救。经诊断，孩子存在脑损伤，半年来，家属要求医院承担相应责任，但至今无果。2020年8月30日10时，河南广播电视台官方网站"大象网"发布一篇文章《婴儿活着却被医生说是死婴，最后导致重度脑瘫！医生：孩子的健康和我们没关系》，引发网民高度关注。2020年8月31日，商丘市第一人民医院对此事作出了说明。2020年9月1日，河南商丘卫健委发布声明称：将组成调查组认真调查核实相关事件，按照《医疗纠纷预防和处理条例》有关规定，依据出具的医疗鉴定报告，依法依规界定并追究责任，绝不姑息迁就[1]。网民纷纷表

---

[1] 网信商丘：《关于网传商丘市第一人民医院7个月早产儿"死而复生"事件的情况说明》，采集日期：2020年11月30日，https://mp.weixin.qq.com/s/hD8BFyvVQlBS4WAVWIYH2g。

态，其中不乏产科专业人士与院方内部人员。根据院方声明，不少专业人士站出来科普此次舆情事件中涉及的专业医疗知识，舆论风向有所逆转。本研究纵观此次舆情事件的整体发展过程，从舆情发展特点、网民态度等多个方面加以分析，并给出一定的反思与建议。

二、"河南商丘早产儿死而复生事件"舆情发展特点——快速爆发，稍有余波

（一）舆情发展期

2020 年 8 月 30 日，河南电视台《小莉帮忙》栏目以《婴儿活着却被医生说是死婴，最后导致重度脑瘫！医生：孩子的健康和我们没关系》① 为题，播出许先生控诉河南商丘第一人民医院的视频。视频中，许先生讲述了事情的经过：妻子住进医院，被医生告知胎儿不能成活，需要取出胎儿。胎儿取出后，医生告知是死胎并装进垃圾袋中，让许先生带回家自行处理，但是许先生发现孩子并没有死亡。在经过抢救之后，孩子被诊断为重度脑瘫。由于该节目受众较少，网络中鲜少有人议论此事，舆情尚且处于酝酿发展期。

（二）瞬间引爆

2020 年 9 月 1 日，河南商丘卫生健康委员会发布声明：下一步，将组成调查组对相关事件进行认真调查核实。待有关医疗鉴定报告出具后，还将按照《医疗纠纷预防和处理条例》有关规定，依法依规界定并追究责任，绝不姑息迁就②。舆情讨论度在 1 天之内呈现爆发式增长，并出现峰值。多家媒体相继转载《早产儿"死而复生"，官方介入调查!》③《7 个月早产儿"死而复生"？

---

① 网信商丘：《关于网传商丘市第一人民医院 7 个月早产儿"死而复生"事件的情况说明》，采集日期：2020 年 11 月 30 日，https://mp.weixin.qq.com/s/hD8BFyvVQlBS4WAVWIYH2g。
② 同上。
③ 腾讯看点：《早产儿"死而复生"，官方介入调查!》，采集日期：2020 年 11 月 30 日，https://post.mp.qq.com/kan/article/480926942-1264182993.html？_wv=2147483777&sig=70ae37240cf53573c313d1880cc6789b&article_id=1264182993&time=1598926443&_pflag=1&x5PreFetch=1&rowkey=5235f4dae4041814&cc_media_type=10001。

官方介入调查》[1]《河南商丘通报7个月早产儿"死而复生"事件：依法追责》[2]《商丘早产儿疑云：心跳微弱的"死胎"和手术室内签署的知情同意书》[3]《医院回应早产儿"死而复生"：非正常发育，脑瘫原因需鉴定》[4]《剖腹产后医生告知：孩子死亡！可明明在动！官方介入调查》[5]《被宣告"死胎"的婴儿又活了！结局令人心痛……》[6]等20篇热门文章。在文章的转发过程中，文章的标题也不断被媒体加工，从而变得越来越引人同情。这些文章中"早产儿""死而复生"等字眼直击人心，并快速抓住了广大网民的眼球，引发网民的热烈讨论。

在整起事件中，患者家属针对医院提出的问题主要集中在两个方面：一是，许先生说《手术知情同意书》是妻子进手术室后医生才让其签字的，他根本不知道，也没人告诉他孩子可能是活着的；二是，医生跟他说孩子出生就死了，让他在一张《胎盘死胎处理方案》上签字，并写上"死亡婴儿自行抱走"的字样。[7]

按照患者家属的说法，在手写"保证书"时，他询问胎儿状况两遍，想知道是否还有一丝希望，但医生只是催促他不要耽误时间。他一直强调，之所以同意手术前签字，是因为那时医院已经给出了"胎儿死亡"的结论。起初网民态度一边倒，指责院方不讲医德，同情婴儿以及婴儿的父母。

---

① 今日头条：《7个月早产儿"死而复生"？官方介入调查》，采集日期：2020年11月30日，http：//toutiao.com/group/6867351855710601740。

② 网易新闻：《河南商丘通报7个月早产儿"死而复生"事件：依法追责》，采集日期：2020年11月30日，https：//c.m.163.com/news/a/FLEA22T9051492T3.html。

③ 腾讯新闻：《商丘早产儿疑云：心跳微弱的"死胎"和手术室内签署的知情同意书》，采集日期：2020年11月30日，https：//new.qq.com/omn/20200906/20200906A0D7X200.html。

④ 澎湃新闻：《医院回应早产儿"死而复生"：非正常发育，脑瘫原因需鉴定》，采集日期：2020年11月30日，https：//www.thepaper.cn/newsDetail_forward_8980050。

⑤ 微信公众号：《剖腹产后医生告知：孩子死亡！可明明在动！官方介入调查……》，采集日期：2020年11月30日，https：//mp.weixin.qq.com/s?__biz=MzI4ODg2ODY3NQ==&mid=2247590956&idx=3&sn=83c03ebb1e02e977cd5e0e65aed3486c。

⑥ 58同镇：《被宣告"死胎"的婴儿又活了！结局令人心痛……》，采集日期：2020年11月30日，https：//tznew.58.com/view/c/sharingDetailNew?infoid=13910649。

⑦ 腾讯新闻：《商丘"死婴门"大反转，媒体和孩子生父母利用舆论讹诈医院》，采集日期：2020年12月23日，https：//new.qq.com/rain/a/20200904A0NGSS00。

（三）稍有逆转，快速消退

9月2日，院方内部人员在知乎回应，明确剖宫取胎不是剖腹产，并向大众揭露了事发一年后的真实情况，此条回应获得40条点赞，舆论风向有所逆转。

9月2日至9月8日，"猪猪""医脉通"等账号在知乎平台发布文章，从专业的角度分析此次事件，质疑了婴儿父亲的说法。

但是，舆情后期相关部门并未给出后续的回应，涉事医院在舆情大面积爆发之后也并未再给出相应的回应，婴儿父母也未在网络社交平台上再度发声。由于后续消息的跟进不足，再加上互联网信息繁杂、新的消息层出不穷，此次舆情事件难以再度引起网民的关注。因此，此次舆情事件呈现出爆发点集中、能量爆破迅速和舆情快速散退的特点。

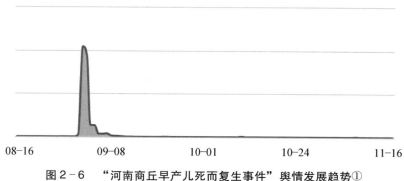

图2-6　"河南商丘早产儿死而复生事件"舆情发展趋势①

三、舆情主体分析

（一）网民舆情态度分析

在此次舆情事件的整体发展过程中，广大网民在互联网平台发表了自己

---

① 数据来源：上海开放大学鹰眼速读网平台，采集日期：2020年11月16日。

对事件的看法，其中52%的网民站在许先生的立场，质疑院方的做法，但仍不乏站在院方立场质疑许先生的网民，因此，此次舆情事件中网民的态度总体上呈现出多维度、较理智的特点。由于支持院方和支持患方的网民占比较多，下面从这两个方面详细分析网民的舆情态度。

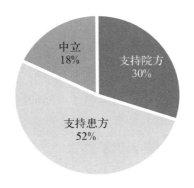

图2-7 "河南商丘早产儿死而复生事件"舆情态度①

1. 支持患方

支持患方的网民人数最多且大多情绪较为激烈，由于舆情事件的主体是一个患严重脑瘫的婴儿，弱势群体的形象激起了网民的同情心，再加上医患之间的冲突一直以来都是媒体报道和网民关注的焦点，网民纷纷在网络上发表自己对于院方的反对观点。网民总体上从四个角度表达自己对此次事件的不满。

（1）强烈谴责院方

一部分网民根据媒体对此次事件的描述，产生激烈的反对情绪，在网络社交平台上激烈地表达自己对于院方的指责与不满，并对院方涉事医生的责任感与医德产生怀疑。"@史莱姆的大怪兽"称："这是医疗事故可以判刑事责任的。"②"@萨拉黑奥"称："我昨天看了那个新闻，医院的人一点歉意也没有，意思还是家属的责任，理直气壮的。"③

（2）遭遇类似，感同身受

还有一些拥有类似经历的网民在网上站队，表示完全可以理解许先生一家的心情，因为自己有过相似的遭遇，并想借此机会，呼吁更多的网民关注此事，为患者及其家属发声。

---

① 数据来源：上海开放大学鹰眼速读网平台，采集日期：2020年11月16日。
② 新浪微博用户"@史莱姆的大怪兽"于2020年9月1日10：50发表的评论，采集日期：2020年12月3日，https：//weibo.com/2803301701/JiAlskTK0？type＝comment#_ rnd1607148419347。
③ 新浪微博用户"@萨拉黑奥"于2020年9月1日11：16发表的评论，采集日期：2020年12月3日，https：//weibo.com/2803301701/JiAlskTK0？type＝comment#_ rnd1607148419347。

（3）上升为医患矛盾

医患矛盾一直以来都是舆情焦点。此前，医院在网络媒体中一直处于弱势地位，但是近年来，医院在舆情事件中的风评逐渐好转，有不少人站出来为医院发声。疫情期间，人们对于医生的崇拜与敬仰也使医院在网络舆情中处于相对有利位置。但是此次事件中，由于涉及婴儿，有网友把此次舆情事件上升到所有的医患矛盾中，表示医患矛盾的出现，院方应负主要责任。

（4）抨击政府部门及医疗体系

更有网友认为院方只是外在行事主体，而医院背后的相关部门和社会医疗体系才是问题的症结所在，相关部门应有所作为，对医疗卫生体系进行有效监管与整改，这样才能从根源上减少医患矛盾的发生。

2. 支持院方

不少网民根据后续相关文章，对此次舆情事件进行分析评价，对此次事件中的四个可疑点进行质疑，支持院方，为其发声。

（1）早产、引产引争端

引产和早产这两个概念之间存在着很大差别，引产多指怀孕 3 个月以上以人为的方式终止妊娠的手术，引产实质上就是流产，与流产的区别主要体现在月份的不同，因此，引产手术是不考虑胎儿存活情况的，手术过程甚至不会安排儿科医生陪同。根据婴儿父亲及媒体的描述，患者进行的是剖宫产手术，且孩子出生时已经 7 个月，属于早产范畴。但是网民根据院方发表的声明发现，这位父亲及媒体的说法存在偏差，事实上，婴儿出生时只满 25 周+5 天。8 月 31 日，院方发表声明："患者及家属商议后，要求在我院进行急诊手术终止妊娠且决定放弃胎儿，不再抢救，并于 2019 年 9 月 16 日 23 时 46 分签署了术前的知情同意书。"[①]

---

① 网信商丘：《商丘市第一人民医院关于网传许先生对诊疗异议一事的情况说明》，采集日期：2020 年 12 月 3 日，https：//mp. weixin. qq. com/s? _ biz = MzU5MjM3MDQ4MQ = = &mid = 100032227&idx = 1&sn = b22697fe7a9214accc7b67057effeed4&chksm = 7e2230bd4955b9abd4585263ecc6d40a3b4831b24bf44876355b8ac4953d22e38dae6521de47&mpshare = 1&srcid = 09010ovZ3miVwNq0gNhHhrJ3&sharer_ sharetime = 1599006363641&sharer_ shareid = 256f59c215233be6cbe2474e9fcc5db5&scene = 1&subscene = 10000&clicktime = 1602213726&enterid = 1602213726&ascene = 1&devicetype = android-29&version = 2700133f&nettype = WIFI&abtest_ cookie = AAACAA% 3D% 3D&lang = zh _ CN&exportkey = A3owIPSFLJ5IDefHhLAv4fo% 3D&pass _ ticket = Y2xH0Ty0vRdP% 2FYiEDkZbJj72rGv% 2FsQA7MwCWAeXt9j7%2B1BISIzKiCh3Cbz9pDO4H&wx_ header = 1&notreplace = true。

因此，此次手术并不是剖宫产手术，而是引产手术。

9月2日开始，多家医学官方账号、产科医生及其家属纷纷发文，为广大没有医学基础的网民科普这两者的区别。一部分网民在看到科普帖之后，认识到早产和引产的区别，从而转变了自己的看法。

（2）为何久不发声

根据商丘市第一人民医院的回应，患者于2019年9月16日入院治疗，并于2019年9月17日凌晨进行手术，终止妊娠。可以看出来，在这一年之中，患者家属没有在网络上发声，因此网络上几乎没有任何的讨论度。而一年之后，许先生借助河南电视台民生频道《小莉帮忙》栏目发声，引发网民的关注。一部分网民对许先生时隔一年才发声的做法产生怀疑。

商丘市第一人民医院的工作人员"@阳仔"于2020年9月2日在知乎平台发文称，在孩子抢救过来之后，孩子的父母并没有给予孩子应有的关爱与照顾，相反，他们甚至对孩子不管不顾，拿孩子"死而复生"的事件作为要挟医院的筹码，变相让医院养孩子。再加上孩子父母在事发一年之后才选择在媒体上曝光这件事，为自己伸张正义，不禁让人质疑孩子父母在媒体发声的真实意图到底是为了维护自己的合法权益，还是想要借此机会敲诈医院。

（3）脑瘫原因难以界定

此次舆情事件的争议点一是婴儿"死而复生"，二是婴儿在抢救成活之后患严重脑瘫。许先生以及不少网友把婴儿脑瘫归责于医院在婴儿出生后把婴儿装进垃圾袋中当作死胎处理。但是据院方回应，产科人员在对孕妇病情讨论后认为："外院磁共振（商丘市第四人民医院2019-9-14）示胎盘植入不能排除，继续妊娠随时有大出血、失血性休克、DIC等危及孕妇生命情况可能。且因胎儿孕周小、各器官发育均不成熟，后期可能出现呼吸窘迫综合征、坏死性小肠炎、高胆红素血症、颅内出血、视网膜病变、死亡等情况，如果存活，远期可能并发脑瘫、脑神经发育障碍、智力障碍、视力及听力发育障碍等严重的神经系统疾病，严重影响生存质量。"

不少网友不同意单纯把脑瘫原因归责于医院的说法。医院的回应有理有据，一些医生也发文，对于"医院抢救不及时导致脑瘫"这一说法提出质疑。

（4）家属态度逆转

许先生和妻子在决定进行引产手术时得知胎儿成活率低，且就算存活也会影响未来生存质量，治疗的话，担心人财两空，不治疗的话，又觉得孩子是一条生命，左右为难。他们权衡利弊后，下定决心放弃胎儿，并签署了放弃抢救的相关材料，但是在取出胎儿后，看到胎儿仍有心跳，于心不忍，便动了恻隐之心，把孩子送到医院抢救。一般情况下，家属中有一人代表签字，那么就产生了法律效力，在此次事件中，孕妇签了字，就代表孕妇及其家属都同意放弃抢救，因此，医院没有立刻抢救婴儿的做法是合法的。

（二）院方反馈效果分析

1. 反应及时

院方在此次舆情事件爆发第二天，即 2020 年 8 月 31 日就积极地进行了回应，并详细告知了患者手术前的诊断结果。从诊断结果中可以看到患者病情严重，院方的回应意在说明医生对患者的诊断及后续的处理方式并没有问题。由于反应迅速，在整个舆情事件发展过程中起到了一定的积极作用。

2. 效果差强人意

从舆情初期网民态度呈现一边倒的情形来看，虽然院方在舆情爆发的第二天就进行了回应，但效果甚微。究其原因，院方回应存在三个方面的问题。

（1）没有抓住回应关键点

院方的回应中仅仅有当初的诊断结果，但是并没有对整个事件的经过进行详细的叙述，网民对于整个事件的了解只能从媒体的报道中得知，容易被媒体引导，不利于院方在整个舆情事件发展过程中树立正面形象。再者，在院方的回应中只出现了文字叙述，而对于文中所说的术前知情同意书，并没有出示相关图片加以证明，俗话说"无图无真相"，一旦有了图片，网民就会更加相信院方的回应。

院方也没有对网民普遍关注的问题进行回应，比如讨论度较高的"术前医生到底是怎么跟家属沟通的？孩子是不是完全没有生的希望？""孩子出生情况到底如何？究竟有没有呼吸？"等。院方没有抓住，也没有准确预测到事件扭转的关键点，因此，整个回应没有达到预期效果。

（2）态度暧昧不明确

对于舆情事件的回应，回应主体应当表明自己的态度和立场。而院方在回应中，一边积极解释患者当时的严重程度，一边写道"我们对患儿及家属带来的伤害深表歉意，并愿意承担相应的责任，绝不推诿搪塞，不负责任"①。这样的回应方式会使部分网民认为院方有错在先，并且应该为此次事件承担相应的责任。院方的回应变成了主动承认错误，回应信变成了道歉信。这种态度不明确的回应对院方的形象树立起到负面的作用。

（3）缺少对院方有利的事实

在婴儿"死而复生"后长达一年的时间内，婴儿都是由医院在照顾，这个事实可以充分表明医院的仁爱之心，但是院方的官方回应中从未提起此事。如果医院可以抓住这个关键点，那么在舆情初期，一部分网民就会站在不同的角度看待问题。

（三）媒体行为分析

本研究以 2020 年 8 月 17 日至 2020 年 11 月 16 日为时间期限，通过鹰眼速读网查询全网相关资料。此次舆情事件在微博上的讨论度最大，占比 68%；其次是新闻 App，例如今日头条、腾讯新闻、搜狐新闻等，占比 27%；微信公众号占比 4%；其他网络平台，例如知乎等，占比只有 1%，由此可以看出此次舆

---

① 网信商丘：《商丘市第一人民医院关于网传许先生对诊疗异议一事的情况说明》，采集日期：2020 年 12 月 22 日，https：//mp. weixin. qq. com/s? __ biz = MzU5MjM3MDQ4MQ == &mid = 100032227&idx = 1&sn = b22697fe7a9214accc7b67057effeed4&chksm = 7e2230bd4955b9abd4585 263ecc6d40a3b4831b24bf44876353de47&mpshare = 1&srcid = 09010ovZ3miVwNq0g NhHhrJ3&sharer_ sharetime = 1599006363641&sharer_ shareid = 256f59c215233be6cbe2474e9fcc5db5&scene = 1&subscene = 10000&clicktime = 1602213726&enterid = 1602213726&ascene = 1&devicetype = android-29&version = 2700133f&nettype = WIFI&abtest_ cookie = AAACAA% 3D% 3D&lang = zh_ CN&exportkey = A3owIPSFLJ5IDefHhLAv4fo% 3D&pass_ ticket = Y2xH0Ty0vRdP% 2FYiEDkZbJj72rGv% 2FsQA7MwC WAeXt9j7%2B1BISIzKiCh3Cbz9pDO4H&wx_ header = 1&notreplace = true。

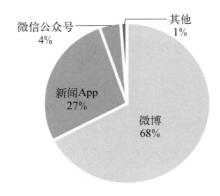

图2-8 "河南商丘早产儿死而复生事件"媒体类型

情主要集中在微博平台。①

1.《小莉帮忙》引爆热点

此次舆情事件的快速发酵源自河南电视台民生频道《小莉帮忙》栏目，节目抓取医生和患者家属对话中的敏感字眼，如"孩子的健康和我们没关系"等，为网民塑造了一个道德败坏的强势医生形象以及一个受到不公正待遇的弱势患者形象。栏目相关微博及新闻平台账号都发布了相关采访视频，并得到大量转载评论，但是作为发布第一手消息的新闻媒体，《小莉帮忙》已将该视频删除。经调查发现，网民对《小莉帮忙》在此次事件中发挥的作用褒贬不一。部分网友认为，《小莉帮忙》并没有在整个事件的发展过程中起到积极的作用，反倒是在帮倒忙；部分网友认为，《小莉帮忙》深入民生第一线，帮助患者及其家属伸张正义；还有部分网民持中立态度。

2. 医疗大 V 扭转风向

舆情初期，网民一边倒支持患方，一些医疗大 V 陆续发声，试图站在科学的角度解释此次舆情事件的矛盾点。

"@医学界"站在技术角度分析此次舆情事件背后蕴藏的超早产儿救治难题，文章首先梳理了事件发生的详细过程，随后提出超早产儿的概念界定。②

根据世界卫生组织的定义，不足 28 周生产为极早早产，新生儿在医学上被称为极早早产儿。据中国新生儿协作网、国家儿童医学中心新生儿专科联盟 2020 年 8 月发布的报告，一项纳入 10 823 例早产儿的统计分析显示，随着中国新生儿医学的发展，极早产儿、极低出生体重早产儿存活率明显提高：胎龄小

① 数据来源：上海开放大学鹰眼速度网平台，采集日期：2020 年 11 月 16 日。
② 腾讯新闻：《商丘婴儿"死而复生"事件，背后是超早产儿救治难题》，采集日期：2020 年 12 月 22 日，https://view. inews. qq. com/a/20200909A0NQP800? uid = 100223251614&chlid =_ qqnews_ custom_ search_ all&qimei = 9762de89e7b01f7c&devid = 9762de89e7b01f7c&behavior = add_ hot。

于32周早产儿的总存活率为88%，出生体重低于1 500克早产儿的总存活率为86%。经过积极治疗，出生体重为1 000克—1 500克的早产儿存活率已接近发达国家水平①。

但这种进步在不同层次的医院、不同经济实力的区域间存在差异。如果医院救治新生儿的能力很强，而且相关的知识背景和技术水平都比较高，那么类似事件中的婴儿，在医疗条件好的一线城市，也许会得到积极治疗。但由于医疗资源、医术水平的不同，不同医生面对类似婴儿是否值得治疗的问题时也会给出不同的答案。

这些更加专业及客观的看法与解释为此次舆情事件树立了新的舆论风向，网民不再一边倒地指责院方，一部分网民甚至对院方产生同情与理解，这在一定程度上扭转了院方的负面形象。

四、反思与建议

（一）媒体刻意塑造院方反面形象

1. 医患矛盾老套路

此次舆情事件起初之所以能够激起广大网民的愤怒情绪，除了事件本身以外，媒体也在很大程度上起到了推波助澜的作用。网民一边倒的愤怒情绪主要来源于媒体的报道，从《小莉帮忙》栏目发布的视频中可以看到，医生在面对许先生的质疑时态度恶劣，还说出"孩子的健康和我们没关系"这样的话，再加上许先生在镜头前声泪俱下的控诉，网民面前呈现出的是一个不讲医德的医院毁了一个家庭的幸福却还不知悔改的故事，而这样的故事恰恰更能吸引大众的眼球，引起网民的关注。媒体抓住了网民的心理特征，投其所好地使用了一系列把矛头对准医院的标题。在《小莉帮忙》栏目的视频中，没有提到2019年到2020年事件爆发这一年之内发生的事情，但是根据上文，我们可以了解到，

① 《中国新闻周刊》：《商丘婴儿"死而复生"与超早产儿救治难题》，采集日期：2020年12月22日，https://new.qq.com/omn/20200909/20200909A0NQP800.html。

整整一年之内，孩子都由医院在照顾，而许先生一家并没有尽到为人父母应尽的义务。如果媒体在采访许先生之后可以进一步了解实情，并把客观的事实呈现在大众面前，那么从一开始，网民们就可能会更加理智和客观地看待此次事件。因此，媒体在传递消息时应遵守职业道德规范，尽可能客观、公正地为公众呈现新闻事件，不能为了博眼球，增加点击量和阅读量，就变成"标题党"，甚至为了吸引阅读量，刻意隐瞒事实，重塑事件经过。

2. 增强专业领域报道专业性

媒体在报道这些专业性事件的时候，应当做到专业、严谨、全面。在报道之初，不能偏听患者一方之词，而应该就采访所得的内容事先请教医疗界专业人士，明晰不同概念间的界定，如本案例中的流产和引产的区别，从专业的角度向受众群体传达客观的事实。如果媒体不能秉持客观、严谨、谨慎的态度去对待每一起报道的事件，那么势必会对事件的受众群体的态度产生误导作用，对舆论的发展是不利的。媒体报道应遵循三个避免：避免失真、避免煽情、避免专业解读不够。只有做到这些，媒体才算真正为网民提供一个健康的发声交流平台。

（二）院方

1. 院方应完善沟通制度

虽然院方在回应中称，孕妇在术前已经签署放弃救治的知情同意书，但是一部分网友认为，孕妇之所以签字是因为医生已经明确告诉她孩子是死胎，因此孕妇是在认为孩子已经死亡的情况下才签字的。医院应完善沟通制度，尽量避免有歧义的语句，应使患者和医生之间实现有效的双向交流。同时，由于每个人都可以表达对自己有利的观点，医院可以辩解说已经口头告知家属婴儿没有死亡，还有微弱心跳，家属也可以辩称医院没有告知。因此，如果告知书上的内容并不完备，那么从法律的角度看，客观证据上医院就会很被动。因此，医院应加强病例以及告知书等文件的规范性，避免歧义和漏洞，医生也可以在与患者口头沟通时，配备录音设备，尽可能地保留客观证据，以便维护自己的权益。

2. 院方应主动争取话语权

在此次舆情事件中，院方在回应一次之后，便再无回应，而仅有的一次回应，如上文所述，也没能起到应有的舆论扭转效果。如果院方不解释事实的真相，那么网民也无从得知事件真实的起因和经过，在这种情况下，院方必然只能在整个舆情过程中处于劣势地位。医院应积极发布对院方有利的信息，树立舆情思维和自我保护意识，观察分析网民舆论集中讨论点，对症下药，解答网民疑惑，主动争取网民信任，争夺舆论话语权，尽可能在整个舆情事件发展过程中为自己树立正面积极形象。院方也可以积极利用医疗大 V 的影响力，利用经过认证的专业医疗账号，对事件进行分析解读，呈现事实的真相。

（三）相关部门

1. 避免舆情烂尾

相关部门应努力缓解医患矛盾，向公众澄清事实真相，舆情烂尾的做法非常不利于医患之间紧张关系的改善。医患矛盾产生后，相关部门应当及时进行医疗事故鉴定，并及时向公众公布最新进展及结果，为舆情事件画上一个句号，也给关心事件的网民一个最终的说法。

2. 完善福利政策

2019 年第十届中国儿童福利与保护宣传周期间，北京师范大学中国公益研究院发布了《中国儿童福利与保护政策报告 2019》①。报告指出了当前我国面临的挑战，即基层儿童福利服务与保护体系专业化不足以及发展不平衡不充分的问题。事实上，中国大多数家庭收入有限，如果孩子出生之后患有脑瘫或其他重大疾病，会活生生把一个家庭拖垮，因此，相关部门应进一步完善儿童医疗保障制度，制定合理的政策，给予收入较低的家庭更多的补助，在一定程度上解决此类家庭的后顾之忧。

---

① 中国公益研究院：《中国儿童福利与保护政策报告（2019）》，采集日期：2020 年 12 月 3 日，http：//www.bnu1.org/show_ 847. html。

3. 促进医疗资源平衡

地方医疗机构受医疗设备、医务人员技术水平等限制，不能为当地居民提供最优质的医疗服务，甚至还会出现误诊等问题，医患矛盾也会由此产生。但是，将所有患者都集中在北京、上海等一线城市看病显然是不可能实现的。要解决这一问题，相关部门应加大对医疗服务行业的财政支出，大力扶持地方医院购买先进机器设备，对偏远地区医院的医务人员实行定向培养、特殊优待等政策，积极鼓励优秀、高水平的医务工作者就职于地方医院，尽可能提高地方医院的整体医疗水平，从源头上为患者打造更加舒适、安全的医疗环境，减少医患矛盾爆发的隐患。

如何打造完美医生形象

——"朝阳医院伤医案"舆情分析

一、前言

近两年来，我国医患矛盾的紧张氛围有明显缓减的趋势，无论是在虚拟网络平台上还是在现实生活中，"尊重医生""理解医生""支持医生"的声音明显增多。另外，得益于 2015 年 11 月实施的《中华人民共和国刑法修正案（九）》[1]，医闹及伤医、杀医事件的数量明显减少。

然而，在 2019 年 12 月下旬至 2020 年 1 月中旬短短不到一个月的时间内，北京却接连发生两起恶性伤医事件，两位当事医生一死一重伤。在这两起事件中，尤其特别的是 2020 年 1 月发生在北京朝阳医院的伤医案。被伤医生陶勇是中国眼科的业内翘楚，患者崔某因对治疗结果不满，用菜刀将陶勇砍成重伤，陶勇的左手神经被砍断，使他在未来很长一段时间内都无法再拿起手术刀。此案一经《新京报》[2]、凤凰新闻[3]等主流媒体报道，立刻引发了舆论场的高度关注和激烈讨论。随后，重伤的陶勇在其个人微博上就此事发声，他于 1 月 25 日

---

① 百度百科：《中华人民共和国刑法修正案（九）》，采集时间：2020 年 12 月 17 日，https：//baike.baidu.com/item/中华人民共和国刑法修正案（九）。

② 《新京报》：《朝阳医院眼科医生被刺伤，伤人者被控制》，采集时间：2020 年 12 月 17 日，https：//m.bjnews.com.cn/detail/157950481315235.html。

③ 凤凰新闻：《北京朝阳医院眼科医生被砍，伤人者被控制》，采集时间：2020 年 12 月 17 日，https：//ishare.ifeng.com/c/s/7tOCnAatGV6。

发布诗歌《心中的梦》①，又于 1 月 30 日发布该诗的诗朗诵②，引发巨大舆论反响。

同年 5 月，在此次恶性伤医事件的舆论逐渐平息后，陶勇恢复出诊，并接受了电视台、广播和杂志等多家主流媒体的专访，舆论再次掀起高潮，并形成了持续性的舆论影响。

本文以"朝阳医院伤医案"为例，系统梳理舆情波动状况，以媒体、网民和陶勇个人三个维度分析舆情特点，并为后续类似舆情案例提供建议。

二、研究方法

由微热点出示的《朝阳医院伤医案网络传播分析报告》③ 显示，本事件的舆论中心在新浪微博，媒体活跃度份额高达 95.2%。因此，本报告将以新浪微博中的舆论为核心，辅以知乎、微信等其他社交平台的舆论进行分析讨论。

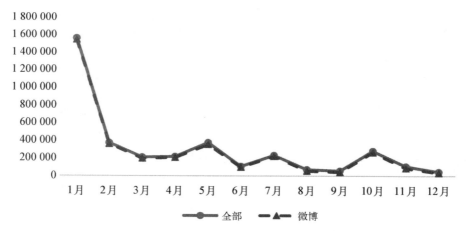

图 2－9　"朝阳医院伤医案"舆论中心网站统计

---

① 新浪微博，采集时间：2020 年 12 月 17 日，https：//weibo.com/5899876484/IrRXldS2M？filter＝hot&root_ comment_ id＝4466422824555446。
② 新浪微博，采集时间：2020 年 12 月 17 日，https：//weibo.com/5899876484/Ir8Szgdse？filter＝hot&root_ comment_ id＝4464690119893632。
③ 微热点：《朝阳医院伤医案网络传播分析报告》，采集时间：2020 年 12 月 17 日。

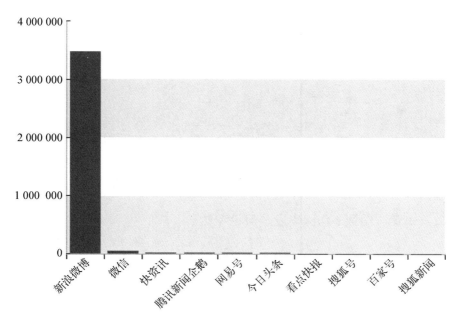

图 2-10 "朝阳医院伤医案"媒体活跃度

在抽样中，本报告以每阶段、每类媒体中阅读量最高的微博为主体进行等距抽样，控制样本量占主体为 5%—10%。

三、舆情发展脉络

如图 2-11① 所示，本案舆情主要存在两个发展阶段：第一阶段是 1 月 20 日至 4 月底，即陶勇被伤后的 3 个月内，舆情讨论最为热烈，且热度的衰退符合一般舆情规律；第二阶段是陶勇恢复门诊前后，其间媒体先是对陶勇进行了大量专访，舆论热度有较大程度的回升，6 月中旬媒体和舆论热度开始下降，但其中也不乏一些较小的舆论热点值得关注。

---

① 百度指数，采集时间：2020 年 12 月 19 日，https：//index. baidu. com/v2/main/index. html #/ trend/陶勇？words＝陶勇。

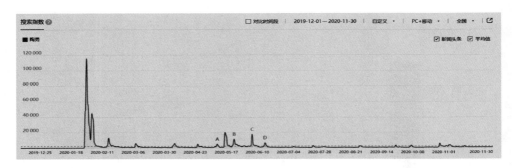

图 2-11　"陶勇"一词百度搜索指数

（一）第一阶段：伤医案发，舆论哗然

2020年1月20日下午2时许，北京朝阳医院发生一起因医患矛盾引发的暴力伤医恶性事件。患者崔某此前曾在北京朝阳医院接受眼部手术，后出现脉络膜上腔出血。这是眼科手术中最严重的术后并发症之一，严重者可导致失明，属于疑难杂症范畴。陶勇参与了该患者的并发症治疗，并为其恢复了部分视力。然而，崔某对治疗效果并不满意，并因此心生恨意。当日，崔某手持菜刀来到北京朝阳医院，对陶勇进行报复。陶勇被崔某砍伤了后脑，并伤及左手、左臂。此外，两名医护人员和一名带孩子看病的母亲也被砍伤。

在本阶段中，传播者主要可分为以下四类，他们的发声共同构成了本次事件舆论的主要发展脉络。

1. 主流媒体客观报道

2020年1月20日15时23分，"@新京报"率先发布一则快讯《朝阳医院眼科医生被刺伤，伤人者被控制》，报道中仅提到被伤医生为陶勇，已送入手术室接受救治。几乎是在同一时间，"@凤凰新闻""@三联生活周刊"等发布了内容相似的快讯。接着，本案的相关细节，如伤人者的年龄、性别，其他受伤者的信息等，也陆续被主流媒体披露。

2. 自媒体情绪渲染

随着舆情的逐渐发酵，在后续的跟踪报道中，自媒体成了主要的信息公布方。

首先，在 1 月 20 日 17 时 30 分，微博用户"@予谖似平生"在其微博上公布了一张未经处理的陶勇手臂伤口的模糊照片①。照片中，陶勇平躺在病床上，头部被绷带包扎，小臂伤口血肉模糊，下方白色床单被鲜血染成暗红色。该用户在微博上的粉丝只有不到 600 人，但此条微博却被累计转发 8 万余次，评论近 2 万次，点赞逾 36 万次。

其次，许多自媒体对陶勇的学习经历及工作履历进行了总结。其中，传播最为广泛的是微博用户"@雷逍妖"在 1 月 20 日 20 点 17 分发布的一篇博文《如何培养一个陶勇教授》②。这条微博累计被转发近 13 万次，评论 1.6 万余次，点赞逾 60 万次。在这条微博中，"@雷逍妖"详细叙述了普通人要怎样才能一步步拥有陶勇这样的履历，生动地向网民们展示了陶勇履历的含金量，最后悲愤地怒斥这样的医生竟被一场医闹毁灭。陶勇的学术成就也得到了很多业内同行和一些医学生的佐证。在 1 月 20 日当天，由陶勇被伤事件引发的话题 #培养一个医生有多难# 登上了微博热搜榜第 31 位，引发网民广泛关注。

最后，一些医疗行业的微博大 V 也纷纷在微博上声援陶勇，其中最具有影响力的是同为北京大学医学部毕业生的微博用户"@眼科小超人老梁"。1 月 24 日 23 点 27 分，她在微博中详细描述了陶勇的伤情，并转达了陶勇对网民的感谢。本条微博累计被转发近 15 万次，评论数逾 2.3 万次，点赞数逾 184 万次。

3. 普通人踊跃发声

除了主流媒体和自媒体，很多和陶勇有过接触的患者及家属也通过互联网发声，称赞陶勇是一位有医德的医生。一位匿名用户在知乎"朝阳医院陶勇教授被砍的原因是什么？犯罪者的动机是什么？为什么没有表明？"这一问题下发表长文："几年前，我妈在北大人民医院做完移植手术，因为排异，眼睛出现了一系列不舒服的症状。当时眼科的主治医生就是陶勇，刚移植完的患者不能随便用药，所以每次一有问题，我妈都会发短信问他。每次他都会回复，尽心尽力地给所有

---

① 新浪微博，采集时间：2020 年 12 月 18 日，https：//weibo.com/5922190586/Iqnk1j57X？filter = hot&root_ comment_ id =4463292297008877。
② 新浪微博，采集时间：2020 年 12 月 18 日，https：//weibo.com/1564089110/IqopI8KGi。

需要他帮助的人提供许多不必为而为之的帮助。"① 微博用户"@新京报我们视频"发布，早在 2016 年，微博用户"@设计师田亮"就曾发文感谢陶勇医生。

4. 陶勇为盲童写诗

早在 2016 年，陶勇就开通了署名为"北京朝阳医院眼科陶勇医生"的微博账号，发布一些眼部疾病的科普知识，但当时发布的微博数量很少，且并未吸引很多粉丝，所以不是微博大 V。1 月 25 日 18 时 34 分，即陶勇被刺伤 5 天后，其微博账号发布了一首由陶勇本人口述的为盲童写下的诗歌，名为《心中的梦》。同时微博配文："陶老师清醒后，口述了一首诗，他说即使以后不能重返手术台了，也想组织一群盲童进行巡演，让他们赚钱养家。"2 月 6 日 21 时 12 分，陶勇在微博作为当事人亲自发声。在这条微博中，他陈述了自己的伤情，朗诵了诗歌《心中的梦》，并讲述了几个有关盲童的感人故事。

这两条微博均从医生的视角出发，向社会公众展现了陶勇在被恶意伤害后的所思所想，体现了一位医生的优秀职业素养和高尚的道德情操。其中第一条微博被转发近 15 万次，评论数近 3 万次，点赞数 63 万余次；第二条微博被转发 17 万余次，评论数 6.4 万余次，点赞数超过 150 万次。显然，陶勇作为当事人，其发声在舆论场中起到了重要的舆论领袖作用。

2 月中旬至 4 月底是本次伤医案舆论热度的衰退期。在前两次有力的公开发声后，陶勇并未重新回归沉默，而是以平均每天一条微博的更新频率继续活跃在舆论场上。他在微博宣传、科普新冠肺炎疫情的防治工作，为武汉抗击疫情加油。3 月 11 日，他发布了微博，在文中他感谢了关注他、帮助他的所有人，呼吁社会继续关注医护安全问题，再次引发网民热议。疫情稳定后，他又在网络上发布《陶老师说》等原创免费节目和付费科普文章。在此期间，他的每条微博都有少则两三百多则三五千的评论量。

（二）第二阶段：恢复出诊，媒体专访

2020 年 5 月 13 日，在受伤 114 天后，陶勇恢复出诊，继续为患者看病。当

---

① 知乎，采集时间：2020 年 12 月 18 日，https://www.zhihu.com/question/367310067。

时，他左手的神经还未痊愈，无法像正常人一样灵活地活动手指，也无法继续为病人手术。与第一阶段不同，在第二阶段媒体主力军不再是自媒体，而是传统媒体。随着陶勇伤势好转，大量的主流媒体，如《新京报》、凤凰网、网易等开始对陶勇进行专访。从百度资讯指数①可看到，在第二阶段本案有大约7次集中的报道（见图2-12），而从百度媒体指数②中可看到，在5月中旬至7月初，媒体活跃度最为热烈，并且在11月又出现了一次媒体集中报道的小高潮（见图2-13）。基于此，可以看出，在第二阶段，舆情的波动是离散且不断衰弱的。

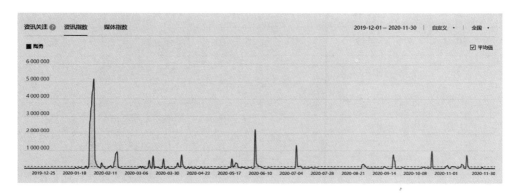

图2-12 "陶勇"一词百度资讯指数

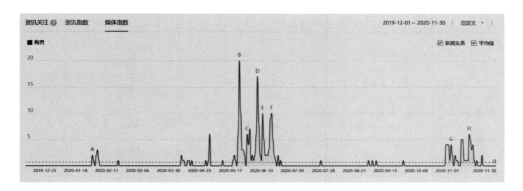

图2-13 "陶勇"一词百度媒体指数

① 百度指数，采集时间：2020年12月19日，https：//index.baidu.com/v2/main/index.html#/trend/陶勇？words＝陶勇。
② 同上。

1. 主流媒体多方报道

自 1 月 20 日受伤至 12 月 1 日，陶勇共参加大型媒体采访或直播活动约 40 场，具体时间及节目主办方、形式如表 2-1 所示。

表 2-1　陶勇参与的媒体活动汇总

活动时间	活动主办方	活动时间	活动主办方
3 月 9 日	《三联生活周刊》专访	6 月 8 日	新华社新青年工作室专访
3 月 23 日	《时尚健康》专访	6 月 28 日	《中国新闻周刊》专访
3 月 28 日	今日头条直播	6 月 28 日	《瞭望》新闻周刊专访
3 月 30 日	《人物》专访	6 月 30 日	人民网"美好中国云"晚会
3 月 31 日	网易新闻专访	7 月 1 日	中国之声《新闻有观点》专访
4 月 3 日	《新周刊》专访	7 月 1 日	
4 月 7 日	凤凰新闻	7 月 7 日	《南方人物周刊》专访
4 月 17 日	《法治进行时》	7 月 19 日	《小星星》杂志专访
4 月 18 日	《芭莎男士》专访	7 月 30 日	阿里健康大药房抗洪公益直播
4 月 28 日	《新京报》专访	8 月 19 日	《生命缘》节目访谈
4 月 28 日	澳大利亚 3CW 中文广播电台	8 月 19 日	CGTN 专访
5 月 7 日	腾讯新闻专访	8 月 21 日	搜狐视频专访
5 月 13 日	东南卫视《鲁豫有约》	8 月 25 日	北京城市广播《健康加油站》直播间
5 月 16 日	央视《生命线》演播室	9 月 5 日	阿里巴巴公益直播
5 月 27 日	《北京日报》专题报道	9 月 25 日	健康中国创新传播大会直播
5 月 31 日	央视读书会	9 月 27 日	新华网微访谈
6 月 1 日	光明天使关爱盲童直播	10 月 17 日	《朗读者》专访
6 月 7 日	央视新闻专访	10 月 21 日	新浪微博超级红人节 V 影响力峰会专访
6 月 7 日	头条新闻直播	10 月 21 日	

活动时间	活动主办方	活动时间	活动主办方
10 月 22 日	新闻 8 点见专访	11 月 5 日	《剥洋葱》专访
10 月 23 日	抖音直播间	12 月 1 日	梨视频专访

2. 陶勇主动配合宣传

对于主流媒体的报道，陶勇是积极配合的。从表 2 - 1 也可以看出，陶勇在工作之余，主动抽出了大量的时间来与各大媒体进行合作，从医生的角度来发表他对这次磨难、人性以及中国现有医患矛盾的看法。在 4 月 28 日的《新京报》采访①中，他说："我认为这就是靠舆论和教育（来改善医患关系）。"这或许也是他愿意配合媒体主动活跃在舆论场上的原因。

除了与主流媒体进行合作，陶勇还在其微博大力宣传由其主导成立的北京朝阳医院眼科光明天使志愿者小队。这支志愿者小队致力于服务就诊患者，缓解患者在就诊时因排队、伤痛等问题而引发的焦虑、急躁心态。同时，陶勇还与公益基金会联系，资助家庭经济困难的患者，让他们享受更好的治疗。

另外，陶勇还在这段时间完成了《目光》一书的撰写，并于 10 月 21 日正式发售。本书由周国平、倪萍亲自作序，贾平凹、白岩松、孙俪及邓亚萍等人真挚推荐。书中记录了陶勇从医多年来的所见、所思、所感。这本书在当当网文学新书榜上排名第一，商品评论 31 754 条，好评率更是高达 100%。②

四、舆情分析

梳理舆情发展脉络可以发现，无论是在第一阶段还是第二阶段，"陶勇医生"一直是正面形象，其间没有发生过任何反转情况，这有赖于媒体、陶勇本

---

① 《新京报》，采集时间：2020 年 12 月 20 日，https：//weibo. com/tv/show/1034：4498787465625616？from＝old_ pc_ videoshow。

② 当当网，采集时间：2020 年 12 月 20 日，http：//product. dangdang. com/29141233. html？_ utm_ ad_ id＝84784。

人及陶勇支持者的共同努力。

（一）媒体方

1. 第一阶段：主流媒体客观报道，自媒体情绪烘托

在本阶段起到主要作用的媒体可分为两方：一是主流媒体，二是自媒体。双方在报道上相互配合，共同搭建起了一个较为良好的舆论环境。

其中，主流媒体的主要工作是不带有任何情绪色彩，真实并客观地进行案件的跟踪报道。例如，凤凰网新浪微博在1月20日仅发布新闻："【#北京朝阳医院发生伤医事件#】1月20日，网传北京朝阳医院一医生被患者家属砍伤。记者从朝阳医院一医生处获悉，被砍的是眼科主任医生陶勇。目前，他情况危急，正在手术室内接受救治。据该医生称，事发后，伤人者已被控制，随后被警方押走。"[1] 该微博措辞客观，语言不偏向医生或患者任何一方，给人以公正、真实的印象。在第一阶段，主流媒体大多以类似的措辞进行新闻发布，博取了公众的信任。

与之相反，自媒体在本阶段发布的消息大多带有强烈的情绪色彩，如前文所述的微博用户"@予谖似平生"，其在微博公布了陶勇手部伤口的照片，并配文："看啊！看啊！文字没有这么大冲击！我不给伤口打码，都看！我刚看到新闻的时候完全没意识到眼科能有什么矛盾，没想到这么丧心病狂！我看着都快哭了！手！你这是要他命啊！做手术的手啊！天呐！不只有手臂，颈部也有伤口！"相较于主流媒体公正、冷静的报道，这种富有感染力的文字更可以有效激发起公众对于陶勇及其背后医生群体的同情和关怀，以及对于伤医者的怨恨与愤慨。

主流媒体负责跟进报道客观事实，自媒体负责调动公众情绪，双方的配合使得真相能够原本地呈现在公众面前，也创造了一个有利于医方的舆论环境。公众是舆论场中最重要的主体之一，其组成人群绝大多数并非医护人员，而是

---

① 新浪微博，采集时间：2020年12月21日，https://weibo.com/2615417307/IqmmJp0Q7。

普通患者。这种"挺医"的舆论环境本质上是普通患者在维护医生,为医生声援,因此极大程度地缓解了紧张的医患矛盾,也及时稳定了其他医护人员的情绪。

2. 第二阶段:主流媒体多采访,自媒体弃舞台

相较于第一阶段,在本阶段中,主流媒体通过一系列带有情绪色彩的报道、专访等,成功地在舆论场中占据了主导地位。凤凰网在 5 月 15 日发布微博:"#陶勇医生手部神经尚未完全恢复#有 15 000 台手术经验、曾在一天内完成 86 台手术的陶勇,是国内首屈一指的眼科医生。陶勇用双手治愈了许多患者的眼睛,很多复杂的眼部手术都需要双手操作,且对精准度要求极高。但由于陶勇医生的手部神经尚未完全恢复,左手对触觉、温度等都无法准确感知。陶勇医生事件,不仅仅是他个人的损失,更是千万患者的损失。"[1] 作为主流媒体,凤凰网本条微博带有惋惜、心痛等偏向于医生的情绪。

这种现象并不仅仅出现在凤凰网,如图 2-14 所示,在本阶段中,热度较高的新闻观点都带有明显的情绪色彩,如"愿今后被世界温柔以待""不想把自己埋在仇恨中"等。

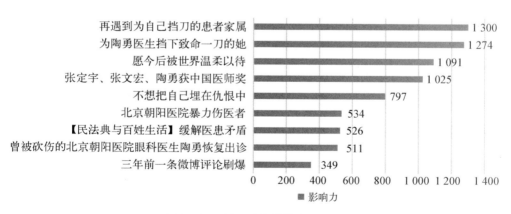

图 2-14 第二阶段媒体新闻观点

这些报道的内容大致可分为两种:一种是通过直播间专访或实地采访的方

---

① 新浪微博,采集时间:2020 年 12 月 21 日,https://weibo.com/1806128454/J22UCfQSL。

式来塑造陶勇作为医生的正面形象，如《新京报》专访等；另一种是利用已经塑造出的陶勇的正面形象来进行公益宣传，如光明天使关爱盲童直播等。在这两类报道中，对社会舆论起到主要引导作用的是塑造正面形象的报道，而公益宣传对舆论的影响只起到了很小的辅助作用，是一种反向促进。

对陶勇的专访虽然很多，但采访中媒体的焦点是大同小异的，主要分为以下几个方面：

（1）焦点1：案情残忍，伤情严重

在这次伤医案中，陶勇左手的两处神经和一处肌腱都被伤医者用刀砍断，在未来很长一段时间内，他的左手都无法正常活动，也没有正常的触觉。陶勇对这起伤医案表示非常震惊，他完全没有想到崔某会伤害他。在他看来，这次手术是非常成功的，倘若患者去北京其他医院，那么他有90%以上的可能是无法恢复部分视力的。在采访中，他对在崔某行凶时替他挡刀，以及帮他阻拦的同事、患者和路人表示感谢。

（2）焦点2：医患间需要建立信任

在陶勇看来，医患关系的改善依赖于患者与医生之间信任关系的建立。他认为医疗结果不是一个准确的定值，而是一个概率，医生能做的只是尽量把成功的概率调高。因此，患者尽量不要对结果抱有完美的期待。患者与医生之间需要相互体谅。站在医生方，他曾在晚餐时间给患者发放面包以安抚他们的情绪，安排大学生引导患者排队，允许加号以节约患者的时间和费用。对于今后的工作，他认为不能仅仅停留于治疗，而是要加强与患者的沟通。

陶勇承认自己在这些年变得"更胆小了"：他会不敢救治一些手术风险高、成功率低和对医疗结果并不宽容的患者，他害怕手术一旦失败会给自己带来不必要的伤害。

（3）焦点3：从医已经成为信仰

陶勇选择成为医生并专攻葡萄膜炎方向是因为他认为做医生有价值，有挑战性，并且可以遇到很多令人动容的故事。在他心中，做医生不仅仅是为了名利，更是一种信仰。

（4）焦点4：人性需要积极引导

如果有重新选择的机会，陶勇坚定地认为自己肯定不会再为崔某医治。在他看来，舍身饲虎只会让高僧越来越少，老虎越来越多。在他看来，善恶是人性的两面，在良好的舆论环境中，人们会自发向善；反之，人们便会作恶。因此，人性是需要积极的舆论环境来引导的。

他表示虽然不愿宽恕崔某，但他必须寻求与自己的和解，为自己打造一颗强大的内心，不让自己的后半生被仇恨笼罩。而未来，他将选择重新开始，换一种方式继续为现代医学作出贡献。

（5）焦点5：患者故事感人至深

在陶勇的许多专访中，他并没有仅仅分享自己的故事和想法，也讲述了许多患者身上发生的感人故事，如为自己缝制寿衣的王阿婆，和爸爸一起在北京西站卖报纸的小男孩，抱着未抢救成功的婴儿向医生深深鞠躬的男人，等等。

综上所述，主流媒体在本次事件中做到了客观报道新闻事件、不为商业目的添加舆论噱头，在保障新闻真实性的同时也对医生群体葆有人文关怀；自媒体在本次事件中利用温情的语言引导了舆论的走向，有效舒缓了新闻发布伊始时剑拔弩张的医患关系。

（二）当事人陶勇方

陶勇在本次舆论场中自始至终都是重要的舆论领袖，他的语言和行动在很大程度上正向引导了舆论，大幅减少了舆论反转的可能性。

1. 积极回应舆论焦点

一般恶性伤医事件舆情中，医方普遍保持沉默。近两年来，医方有主动发声的倾向，但主要还是借助传统主流媒体或一些医疗板块的自媒体。与此不同，在本案例中，陶勇在恢复意识后的第一时间内，就在自己的微博平台直面公众发声，将自己与舆论拉到最近。此外，在2020年一整年中，陶勇的微博保持较快的更新频率，这使得他和公众近距离的关系从未因时间淡化、疏远。这种积极的、近距离的回应既可以拉近陶勇与公众的距离，让公众看到一名医生的真实想法，同时也可以防止语言和行为被公众或媒体曲解。

2. 带给公众正面情绪

对于本次伤医事件，陶勇在面向公众时一直保持着正面情绪。面对这类可能会使自己医生生涯彻底毁灭的恶性事件，陶勇没有选择仇恨患者，没有怨恨社会，也没有在媒体上宣传自己作为医生的辛酸和委屈。他让自己处于一个较为积极的状态，在养伤期间就在微博上为疫情防治加油、转发好人好事等。伤愈后，他立刻开始出门诊，救治新的病人。

这种来源于一个被害者的正能量对公众来说具有很强的感染力。在微博上，陶勇的支持者为陶勇建立了专属超话①，共有 4.3 亿阅读量、1.4 万个帖子和 1.3 万名粉丝。超话内的帖子大多是美好的生活琐事或一些鼓舞人心的话语。陶勇的正能量带动了普通公众的情绪，共同营造了一个积极向上的舆论环境。

3. 表达观点真情实感

在接受主流媒体采访时，陶勇展现出的是不做作的善良。在采访中，陶勇不会说一些类似于"医生就是为人民服务的""我愿意无私奉献"等虽然高尚，但在伤医事件发生后未免显得有些虚伪、空洞的话语，而是真实地表达自己的情感。比如在《新京报》的采访中，他明确表示如果再有一次机会，他不会再救治这个患者；他可以理解伤医者，但他不能宽恕……上述这些态度和心情都是一个普通人对于恶性事件和恶劣的就诊环境的正常反馈。

正是因为陶勇愿意真实地表达自己，舆论场上的公众才愿意去相信他所展现出的善良、温柔等高尚品质，也愿意去思考他发表的对于人性、医患关系的一些观点。倘若网民仅仅认为"陶勇医生"是一个平面化的正能量标签，那么就很容易产生"逆反"心理，不愿去理解和相信这样一个人物的存在，也不愿去相信现实中真的存在这样高尚的人。

4. 从医生涯重视患者

几乎在每次专访中，陶勇都提到了很多令人动容的患者故事，这里仅以王

---

① 新浪微博，采集时间：2020 年 12 月 21 日，https：//weibo. com/p/10080809545a614e319 335527f95bf655162ce/super_ index。

阿婆缝制寿衣的故事举例。王阿婆是陶勇在健康快线支医时认识的一位晚期白内障患者。她是一位孤寡老人。当时，王阿婆已经失明多年，身体状况非常差，驼背非常严重，并且腹部还有肿瘤，生命垂危，按理说是不应该动手术治疗白内障的。然而，按照当地习俗，老人在临终前必须亲手为自己缝制一件寿衣，否则将无法见到地下的亲人。在王阿婆的恳求下，陶勇还是决定排除万难为她动手术，最终帮她把视力恢复到 0.6 左右。王阿婆在手术后的一个星期内为自己缝制好了寿衣，然后就过世了。在临终前，王阿婆托联络员告诉陶勇，谢谢他帮助自己找到回家的路。

除此以外，陶勇还讲述了很多发生在其他患者身上的动人故事。这些故事不仅是在讲述患者的辛酸不易，还体现了医护人员的重要作用。比如在王阿婆的故事中，如果不是陶勇等一众医护人员愿意全程站着手术，愿意付出更多的时间来制订手术方案，愿意承受巨大的手术风险，那么王阿婆必定无法安详地离开人世。

在 10 月 17 日的《朗读者》节目中，主持人董卿和陶勇共同重点讲述了王阿婆的故事①。如图 2－15 所示，在这则新闻的舆情抽样分析中，57% 的网民表示自己感动到落泪，38% 的网民认为陶勇是天使。从舆论反馈也可以看出，患者的感人故事更多地展示了医生的责任和善良，说明了在良性的医患关系下，患者才可以得到更好的服务和帮助。这类故事促进了良性的医患关系和医患舆论环境的形成。

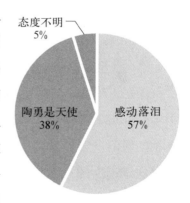

图 2－15 《朗读者》节目
舆论反馈

（三）受者方

1. 第一阶段

如前所述，主流媒体、自媒体、普通人和当事人四方从不同角度同时发声，

---

① 新浪微博，采集时间：2020 年 12 月 22 日，https：//weibo.com/2577139143/JpV9UeoBH。

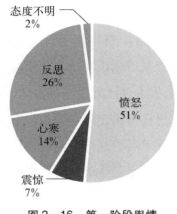

图 2-16　第一阶段舆情
态度分布图

形成了一个声势浩大、态度较为统一的舆论场。在本阶段的抽样调查中（见图 2-16），有逾 50% 的网民对伤人者表达了强烈的愤怒，认为应对其加重判罚；有 14% 的网民感到心寒，其中有 28.57% 的发声来自医学生；另有 7% 的网民对该事件表示震惊。此外，还有 26% 的网民发表了对该事件的反思，其中有 38.46% 的网民认为应加强医院的安保措施，有 11.54% 的网民认为政府在一月前对杨文医生被害案的不妥处理间接导致了本事件的发生，另有 3.85% 的网民认为"一个巴掌拍不响"，医生需承担部分责任。

从整体来看，大部分网民支持医生，而质疑医生医术水平或认为医生也需要承担责任的网民占总体网民数量的 1% 左右。笔者认为，网民的支持态度有以下几个原因：

（1）医生舆论地位提升

首先，得益于传统媒体、医疗自媒体等公众媒介的正面宣传，相较于十年前网络上清一色的仇医情绪，近两年"理解医生""支持医生"的声音在互联网上明显增多。因此，此次伤医案一经公布，微博大 V 几乎都是站在支持医生的一方，认可医生的艰难、不易，同时带动了千万网民对医生的认可。

（2）新冠疫情逐渐严峻

其次，此次伤医案发生时恰逢新冠肺炎疫情最为严重的时期。在媒体的报道中，成千上万的医护人员奔赴武汉，在医疗设备不充足、防护装备不完善的情况下，他们尽最大力量救助新冠肺炎患者。整个互联网上的舆论氛围都是表彰医生、歌颂医生。然而，在后方却出现了医护人员被残忍伤害的事件，这种鲜明的对比令很多网民表示愤怒。抽样调查显示，在 51% 表达愤怒的网民中，有 5.77% 的网民提到了新冠肺炎疫情。

（3）杨文医生前车之鉴

再者，本案恰巧发生在民航总医院杨文医生被杀案一个月之后。杨文医生被杀案发生在 2019 年 12 月 24 日早晨 6 时许，与陶勇被伤案类似，患者家属同样是因为对患者的治疗效果有所不满而用刀残忍地刺向杨文医生颈部，致使杨文医生不治身亡。民航总医院的一位医生后来发声表示，患者家属主动拒绝一切检查，仅要求输液。输液后，患者病情无明显好转，而家属认定是输液输坏了，因此怨恨起杨文医生。① 此外，在凶杀案发生后，患者被转至朝阳医院急诊重症监护室继续接受治疗，并减免一切治疗费用。② 这些新闻在网络上引起了网民对凶手孙某和相关部门处理结果的巨大不满，以及对杨文医生的深切同情。

陶勇被伤与杨文被杀相隔时间不足一月，且此前陶勇还于 2019 年 12 月 27 日在微博上为杨文医生发声，这悲剧性一幕也让网民对伤医、杀医者非常愤怒。

（4）陶勇完美受害者形象

在一般伤医事件的舆论场中，很多人都会认为伤害的发生是双方共同造成的：医生首先进行了错误或不严谨的治疗，导致患者受到伤害，患者才反向伤害医生。然而在本案中，陶勇是一位完美受害者。首先，他不是患者的主治医生，并未导致患者出现术后并发症。他仅仅协助参与后续并发症的治疗，并且成功帮助患者恢复了部分视力。其次，陶勇的学术水平和职业素养使得绝大多数网民都认可他的能力，没有理由去怀疑是陶勇的医术不精导致了本次伤医案的发生。再次，由于本次舆情中有很多普通人证实了陶勇的医者仁心，网民对陶勇的职业道德多了份信任。在绝大多数网民眼中，陶勇是完全无辜的。一个无辜的人却要经历被伤的痛苦，甚至会因为左手的创伤而面临职业生涯的毁灭，这无疑让大多数网民选择站在医生一方，痛斥伤医者的行为。

---

① 腾讯网：《杨文医生被害细节报告，她的同事讲出了前因后果》，采集时间：2020 年 12 月 19 日，https：//new. qq. com/omn/20191227/20191227A00Z6000. html。
② 知乎：《孙某某，维持死刑判决！附孙某某深度案件分析》，采集时间：2020 年 12 月 19 日，https：//zhuanlan. zhihu. com/p/107356656。

2. 第二阶段

相较第一阶段，第二阶段网民的评论虽然类别更为复杂，但态度却更加统一。如图2－17所示，在第二阶段，超过90%的网民都在赞美陶勇，其中有32%的网民夸赞陶勇温柔善良，26%的网民认为陶勇是天使，以德报怨的行为伟大又可敬。对现阶段医疗体制有所反思的网民评论从第一阶段的26%下降至3%。从网民评论的态度不难看出，主流媒体和陶勇本人对"医生陶勇"这个正面人物的塑造是非常成功的。

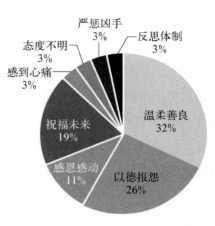

图2－17 第二阶段舆情态度分布图

五、舆情反思

（一）关注医护人员安全

由于杨文案和陶勇案两起恶性事件的发生，北京市出台并实施了《北京市医院安全秩序管理规定》。该规定一方面要求加大医院内的安保措施，并由公安机关指导医院制定有效的安保制度；另一方面要求医院提高就诊服务质量，加强对医护人员的教育和管理，提高其防范意识，并增设警卫室等。该规定对医护安全保障规定得十分详尽，笔者认为可以尽快在全国其他地区实施。如果存在经费和人员上的不足，可以先出台一些试行规定，加强对医护人员的教育，提高他们的防范意识；同时对在医院寻衅滋事的人员进行重罚，对部分有伤医倾向者起到一定的震慑作用。

（二）患者意见反馈机制

当前的医疗纠纷主要通过医患之间协商解决，如果医患双方无法达成共识，则要通过相关法律渠道来进行医疗事故鉴定。医患之间有时会因为信息不对称而难以达成共识，譬如在本事件中，患者崔某认为陶勇为他做手术的结果应该是让他完全恢复视力，而陶勇却无法作出任何承诺，因为所有的手术都是有风险的。于是，虽然患者在手术前签署了知情同意书，但由于期待过高，还是会有手术后难以接受事实，以至于无法通过正常的医疗协商途径解决纠纷的情况。

如果医患双方无法达成协议，那么患者就需要寻求法律援助。然而，法律援助和相关鉴定需要患者自行承担相关费用，对于那些来自贫穷家庭的患者，他们很难通过这项措施来保护自己的权益。

综上，首先，政府应成立专业的、具有公益性质的第三方医疗鉴定评估小组，以公平公开公正的态度来处理医患纠纷，并将处理的每一件医疗纠纷进行公示。同时，各家医疗机构也要对第三方医疗鉴定评估小组进行宣传，对医患纠纷的解决流程进行详细说明，让患者可以依法维权，让医院可以受到法律的保护。

其次，院方也需要调整心态，在医患纠纷中积极寻求主动地位。院方应成立专业的医患沟通小组，在治疗前期主动与患者沟通，告知患者手术要承担的风险以及可能出现的并发症；在治疗中期多多鼓励患者与患者家属，让其体会到医院的人文关怀；在治疗后期，则应主动安抚患者及患者家属的情绪，在后续休养等方面提供针对性意见。

（三）打造正面医疗舆情

本事件的舆论引导是非常成功的，在处理后续类似舆情事件时值得借鉴。

第一，社会心态和社会舆论环境非常重要。在本案的第一阶段中，指责陶勇"活该""需要付出代价"等不利于医方的言论只占到舆论总体的1%，而在第二阶段中更是几乎为零，这说明中国现有的医患矛盾的舆论环境是偏向于医方的，公众也能在很大程度上理解医生、体谅医生。倘若舆论环境非常糟糕，社会仇医情绪严重，那么无论后续各方媒体如何引导，也不会形成这样良好的舆论反馈。当前中国仇医情绪逐渐减少，医患关系有所缓解，舆论环境状态良好，各方应竭尽全力继续保持。

第二，主流媒体和自媒体要善于相互配合，共同促进医患关系的良性发展。主流媒体应客观、公正地报道事实，不偏向于医患任何一方，不带有情绪化语言，不添加噱头；自媒体应在前期起到舆论领袖的作用，引导舆论朝着良性状态发展，努力减少矛盾而非制造矛盾。

第三，作为当事医患双方，应尽可能主动拉近自己和舆论的距离，积极承担舆论领袖的作用，真实、诚恳地表达自己的想法。如果当事人与舆论的关系非常近，那么舆论更倾向于把他当成一个真实的人，而非一个标签。舆论在面对一个真实的人时更愿意去理解和体谅。因此，拉近当事人和舆论的距离，主动引导舆论，有助于减少医患矛盾，使之良性发展。

（四）谨防媒体造神反噬

舆论场上虽然有很多对陶勇的赞扬，但也存在着一些隐患。刚开始，舆论对陶勇高度评价，如在《朗读者》节目的舆论反馈中，评价陶勇为"天使""圣人"的舆论接近总体的40%。然而，一旦后续陶勇出现任何形象崩塌事件，"陶勇医生"这个正面形象及其所代表的医生群体良好形象也可能因此受到反噬，较为良好的医患关系舆论环境将被打破。

因此，主流媒体、自媒体和当事人在进行医生形象塑造时应注意避免"造神"。可以将医生塑造为在医术、医德方面较为突出的普通人，但不能将他们塑造为各方面均登峰造极的"圣人"——这种形象更易坍塌，也更容易出现反噬。

另外，社会公众也需要主动降低对医生的期待。公众要主动接受所有医生本质上都是普通人的事实，而不能强加给他们许多难以企及的"光环"。

当"为众医立命"遇上副处级官员

——从"首起医告官事件"分析当下网络舆情

一、前言

近年来，医生在网络舆论中的形象逐渐开始发生改变，过去但凡医生和患者发生冲突，网上舆论一边倒地支持患者，随着医生群体的不断发声以及网民的态度逐渐趋于理性，越来越多的网民在看到医生遭遇医闹时会发声维护医生的合法权益。2020 年，面对来势汹汹的新冠疫情，大批医护人员毅然决然奔赴"战场"。这种大无畏的精神深深感动了所有人，医生在网络舆论中的形象变得更加高大。但与医生在网络上的形象逐渐转变有所不同的是，在现实中，在面对医患冲突时，仍然没有明确的制度来保护医生的合法权益。即便医生报了警，警察在没有明确制度的情况下，往往只能按照普通的民事纠纷来处理医闹事件。患者在医患矛盾中同样也可能有难言之隐。在我国医疗资源缺乏，并且分配极为不均的情况下，往往一个医生一天要诊治数百名患者。患者在医院等待很长时间可能只换来医生短短几分钟的诊疗时间，这让患者及其家属极易产生心理失衡，进而对医生产生怨气，造成医患冲突。警察处理医患冲突时的态度也同样极易吸引舆论关注。当伤医者是一名官员，并且医生又极为"执拗"，非要相关部门给出一个明确的说法时，事情往往会变得更加复杂。

而"刘某某伤江凤林案"则恰好就是一个满足上述所有条件的典型案例。2017 年 4 月 23 日，湘雅三院江凤林医生与患者家属刘某某及其父亲因刘某某母亲的住院手续起了争执，最终江医生受了轻伤。随后，当江医生看到岳麓公安分局对此事作出的处罚仅仅是对刘某某罚款 500 元时，他选择向长沙市政府申请行政复议，但仍未得到满意的结果，公安机关甚至还减少了罚款金额。再次申请行政复议仍未改变原有处罚决定时，江医生决定再次上诉。经过一审、二审、三审后，相关部门仍未给出一个让人信服的答复，江凤林第三次上诉。在这个过程中，相关部门对此事件的每一次处理，都会引发一波舆情。网络舆情的热度往往只持续数天，但该事件的舆情跨度达三年之久，之所以一直有一定的关注度，是因为各类医学自媒体的不断跟进以及普通医生群体的不断发声。江医生开通了自己的个人微信公众号"凤林说法"以及个人头条号"凤林谈心"。在普及医学知识之余，他也在不断向关心这件事的网民告知事情的最新进展，分享自己的心路历程。此外，他也凭借自己的影响力，对其他的伤医事件、法制事件进行转发或评论，这都可以看出医生群体越来越重视在互联网上为自己发声。

二、舆情波动历程

（一）无人知晓：一个人的抗争

2017 年 4 月 23 日上午，江医生正常出诊，刘某某与其父亲和母亲来院就诊。经诊断，江医生认为刘某某的母亲病情较重，建议其退号后转挂急诊。但刘某某却被急诊医生告知急诊室无权办理住院手续，患者应当在门诊办理。刘某某遂与其父亲返回江医生的诊室，要求江医生办理住院手续，但由于已经退号并转挂急诊，江医生已无权限办理住院手续，因此，他要求刘某某还是去急诊室办理住院手续。刘某某与其父亲认为江医生是在故意推诿，并且态度恶劣，遂与江医生发生了口角，之后又演变为肢体冲突。在推搡期间，办公室的血压计被刘某某掀翻在地，同时江医生佩戴的眼镜也被打落在地，左脸上也留下一道红色印迹。经法医鉴定，江医生左面部与左前臂两处均有皮肤挫伤，已达到轻微伤级别。随后公安机关介入此事。

2017 年 5 月 17 日，岳麓公安分局对此事作出第一次《行政处罚决定书》，依法对刘某某处以罚款 500 元。这与江医生的诉求无疑相去甚远，此外对于岳麓公安分局所裁定的三人纠纷系拉扯而非单方面殴打,以及笔录中刘某某坚称江医生试图用水杯击打刘某某的父亲,江医生也认为与事实相差甚远。江医生认为应当按照刑法相关规定对刘某某进行拘留。因此,江医生决定向长沙市人民政府申请行政复议。网民对此事知之甚少,因而当时并未引起广泛关注。

2017 年 8 月 18 日,岳麓公安分局重新对刘某某作出了行政处罚,但是处罚力度不但没有加大,反而罚款金额从原来的 500 元缩减为 200 元。气愤的江医生于 10 月 20 日决定再次申请行政复议。2018 年 1 月 8 日,长沙市政府作出《行政复议决定书》,认为岳麓公安分局最初的行政处罚程序合法、内容适当,决定维持原《行政处罚决定书》。这让江医生怒不可遏。于是在 2018 年 4 月 19 日,在得到《行政复议决定书》三个月之后,江医生向法院提起行政诉讼,将长沙市公安局岳麓分局以及长沙市人民政府告上了法庭,要求依照《刑法》第二百三十四条"故意伤害他人身体的,处三年以下有期徒刑、拘役或者管制",依法对刘某某处以行政拘留,并且状告相关部门对医闹伤医行为不作为。此事逐渐开始在网络上有了一些关注度。但与其他舆情事件以微博为舆情集中地不同的是,此次舆情事件从开始就展现出医学自媒体在多平台进行跟踪报道的特点,而且关于此事件的报道以及网民的讨论呈现出平台多、报道量大、讨论热度较高的特点(见图 2-18)。主要原因是关注该事件的人群的年龄较为年长,而微博用户的平均年龄不到 25 岁,较为年轻,各类新闻 App 用户的平均年龄则比微博用户平均年龄稍大一些,因此也对这件事较为关注。

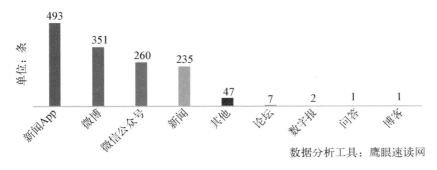

数据分析工具:鹰眼速读网

图 2-18 各平台相关报道总数

（二）波澜初起：数次判决引争议

微博上，网民态度分为两派，大部分网民对江医生的维权行为表达了支持，另一派则对此事最终能取得好的结果仍然不抱有希望。此案的庭审过程同样也是一波三折。

2018年7月16日，长沙市岳麓区人民法院一审，一审法院认为岳麓公安分局的行政处罚合法，双方之间的肢体冲突系推搡而不是殴打，故驳回江医生的诉求。江医生显然对此难以接受，于2018年7月27日向长沙中院提起上诉，而2019年2月18日的判决同样认为岳麓公安分局对刘某某的处罚具有事实依据，符合相关的法律法规，故而驳回上诉，维持原判。此外，二审案件受理费50元由江医生个人承担，同时二审判决为终审判决。二审法院给出的解释是，基于此案案发地为医院诊室，并且事件起因为医患矛盾，事发后涉事诊室停诊等因素，岳麓公安分局所采取的处理方式于法有据。但江医生表示既不能理解也不能接受。双方对于案情的具体细节，如刘某某是否有自首情节、在警方的问询中刘某某是否如实供述、刘某某对江医生是单方面殴打还是因为纠纷而彼此推搡，都有异议。而在此案中，刘某某的特殊身份成为各大医学自媒体关注的重点，同时也被广大网民质疑。刘某某是一名在湖南大学校工会任职的副处级干部，同时也是一位音乐专家。不少网民纷纷质疑长沙市政府有意偏袒，或者刘某某在长沙市有"背景"，提前和公安部门疏通了关系，争取到了有利于自己的笔录细节。[①]

2019年2月20日，江医生再次向湖南省高级人民法院申请再审。此时耐人寻味的是，2月21日湖南高院在官网以及头条号上都推发了这条信息，表现了对此事的高度关注。而在这条微博下方的评论区，网民围绕着量罚的公正性与一致性对刘某某的判决结果表达了不满，并对江医生表达了支持。2019年8月

---

① 今日头条：《刚刚！江凤林申请再审，被高院立案》，采集日期2021年1月7日，https：//3g.163.com/dy/article/FVN9PBVA0526GT8O.html? tt_ from = copy_ link&utm_ source = copy_ link&utm_ medium = toutiao_ ios&utm_ campaign = client_ share。

20 日,湖南省高级人民法院公开开庭审理了江医生与长沙市公安局岳麓分局的纠纷,湖南高院认为原一、二审行政程序不严谨,裁定撤销原一、二审判决,并发回重新审理。长沙铁路运输法院最终受理了此案,于此案发生三年多后的 2020 年 8 月 7 日,重新开庭审理此案。

(三)矛盾激化:惨胜结果惹不满

9 月 27 日,长沙铁路运输法院对该案进行公开宣判:判决确定岳麓分局于 2017 年 8 月 18 日作出的《行政处罚决定书》程序违法;撤销长沙市人民政府 2017 年第 334 号《行政复议决定书》;驳回江凤林的其他诉求,而对于原先判决由江凤林个人承担的 50 元案件受理费将由被告长沙市人民政府与岳麓分局共同承担,并最终判定江凤林胜诉。面对这样的结果,江凤林医生表示这是一个卑微的胜利,在没有改变原有事实认定的情况下,改变了判决结果,可谓是一场惨胜。江凤林胜诉的消息同样开始在网络中传播,而面对这样的事实,网民的态度也分为了三派。一派对于这个结果表达了积极的态度,如微博用户"@打扫屋子的人"对此评论道:"一点一点撕开这个口子,所以惨胜也有很大意义。"[①] 但仍有不少网民对于官方的不作为以及刘某某的身份耿耿于怀。还有部分网民表达了对江凤林的声援以及对判罚结果的不满。微博用户"@急诊室的大徐"评论道:"医者卑微的胜利。"

(四)抗争到底:继续上诉得好评

面对这个被称为"惨胜"的结果,15 天后,江凤林选择再度上诉,将"告官"进行到底。各大医学自媒体也纷纷叫好,其中在微博平台,拥有 254 万粉丝的医学大 V"@医学界网站"对于此事更是表现出了高度的关注。从江凤林惨胜到决定再次上诉的短短 15 天内,该账号就发布了两条微博与一篇专栏文章来声援江凤林。在微信方面,江凤林医生的个人公众号"凤林说法"也转发了

---

① 新浪微博用户"扫屋子的人"2020 年 9 月 29 日 10:00 发表的评论,采集日期:2020 年 12 月 16 日,https://m.weibo.cn/5818432255/4568193945310740。

不少相关报道，只是由于公众号在 2020 年 7 月 17 日才开设，关注人数较少，影响力相较于其他媒体平台较弱。

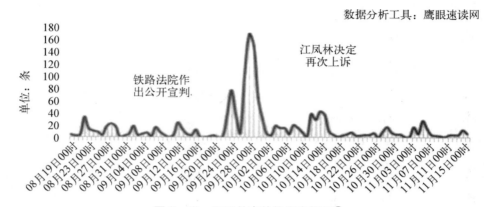

图 2-19　江凤林事件热度走势图①

而相关媒体的这些报道，立刻引起了网民的广泛热议，大多数网民对江凤林锲而不舍的精神给予了高度的肯定，与长沙铁路运输法院刚作出判决时网民情绪大多为负面情绪不同，在看到江凤林医生锲而不舍的精神后，大多数网民都展现出了正面的态度，几乎没有人认为江凤林在受伤并不算严重的情况下对着刘某某"死缠烂打"是对司法资源的浪费。

其余网民大多也在为医生鸣不平，其间鲜少出现支持刘某某或岳麓分局的声音，相反质疑刘某某有特殊背景的网民的比例自始至终都不在少数，与对江凤林医生一边倒的支持形成了鲜明的对比，这一定程度上体现了当下网络舆论场中医生地位的提高。

表 2-2　江凤林事件关键时间节点一览

2017 年 4 月 23 日	刘某某与其父同江凤林发生冲突
2017 年 5 月 17 日	岳麓公安分局受理此案，并作出第一次《行政处罚决定书》，对刘某某处以 500 元罚款

① 数据来源：上海开放大学鹰眼速度网平台，采集日期：2020 年 12 月 16 日。

（续 表）

2017 年 7 月 4 日	江凤林向长沙市政府申请行政复议
2017 年 8 月 18 日	岳麓公安分局重新作出《行政处罚决定书》，将对刘某某的罚款金额降低至 200 元
2017 年 10 月 20 日	江凤林再次向长沙市政府申请行政复议
2018 年 1 月 18 日	长沙市政府作出《行政复议决定书》，决定维持原《行政处罚决定书》
2018 年 4 月 19 日	江凤林把长沙市公安局岳麓分局和长沙市人民政府告上法庭
2018 年 7 月 16 日	法院驳回江凤林的全部诉讼请求
2018 年 7 月 27 日	江凤林不服一审判决，依法提起上诉
2018 年 11 月 1 日	江凤林接到长沙市中级人民法院（二审法院）的传票
2019 年 2 月 18 日	长沙市中级人民法院作出二审判决，驳回上诉，维持原判
2019 年 2 月 20 日	江凤林向湖南省高级人民法院申请再审
2019 年 4 月 29 日	湖南省高级人民法院决定提审本案
2019 年 8 月 20 日	湖南省高级人民法院公开开庭审理了此案，表示择日宣判
2020 年 8 月 7 日	长沙铁路运输法院开庭审理此案
2020 年 9 月 27 日	长沙铁路运输法院作出判决，江凤林"惨胜"
2020 年 10 月 13 日	江凤林再次上诉，将"告官进行到底"

三、舆情波动原因分析

（一）警方处罚力度遭到质疑

此次事件最受人关注之处便是对刘某某的处罚力度。在后续庭审中，江凤林医生所供职的湘雅三院出具的报告显示，江凤林的诊疗行为符合规范，且江凤林在整件事中并无不当之处。而公安机关在采信了目击者蔡某某的证言后，认为此事事发过程短且未造成严重影响，并且认定事发后刘某某主动投案，如实供述，并多次赔礼道歉，其违法行为当属"情节一般"。由于刘某某身材高大，蔡某某并不能看清当时刘某某是否真的对江凤林挥拳相向，因此，公安机关以扰乱单位秩序为由，最终决定对刘某某罚款 500 元。这与江凤林对案情的描述大相径庭，江凤林认为刘某某当时冲向他，挥拳打碎了他的眼镜，并且导致他轻伤。但是刘某某在供述中却称自己是看到父亲与江凤林发生争执，害怕江凤林用水杯砸他父亲，因此站到两人中间。至于江凤林脸上的伤痕，刘某某表示那是在混乱中无意留下的，并非主动殴打所致。对于这一案情细节，双方有巨大分歧。此外，对于警方将刘某某的最终到案定义为主动投案，江凤林表示不能理解。江凤林认为，刘某某在案发后便离开了诊室，警方数次打电话给他，刘某某过了 5 个小时才最终到案，并且在这期间一会儿声称自己在照顾母亲，一会儿又表示自己要送小孩上学。他的行为既谈不上主动投案自首，又谈不上如实供述，他还谎称江凤林要用水杯砸他的父亲，丝毫没有悔过的态度。江医生申请长沙市政府进行复议，要求岳麓公安分局对刘某某重新作出处罚决定，而岳麓分局最终将处罚金额下调为 200 元的行为更是激起了江凤林的不满。由于此次事件旷日持久，所以只有一部分长沙医生群体一直高度关注此事。但是随着事情的进一步发酵，这些应对措施被媒体披露后，网民纷纷感到不满，这使得政府在舆情爆发期处于严重不利的位置。而将 500 元罚款降低到 200 元的行为更是让众多网民怀疑刘某某"有背景"。在这件事中，网民对于公权力表现出了极强的不信任感，认为只要凭借所谓"关系""背景"便可以左右结果，这也是该事件舆情的一大突出特征。

（二）医学自媒体介入，案情逐渐发酵

此事在微博的关注度随着江凤林开始起诉长沙市政府以及岳麓分局而大大提高，很多医疗自媒体开始撰文报道江凤林的经历，如粉丝数量高达 120 万的"@烧伤超人阿宝"在 2018 年 3 月 3 日发文《我们脚下的土地，就是中国》，声援江凤林医生。他认为江凤林为自己争权利，就是为大众争权利，为自己争正义，就是为国家争正义，中国的进步，靠的就是江凤林这样不信邪、不怕死的较真的"傻子"。微博大 V"@医学界网站"同样在此时站出来对江医生的

事迹进行了报道。这些文章都提到了打人者刘某某系湖南大学某部门副处级官员，并称江凤林告长沙市政府、长沙市公安局岳麓分局案为"首起医告官"案件。因此，舆论的矛头很快转向了刘某某的特殊身份，网民认为是警察在有意包庇刘某某，因此纷纷指责警察的不公执法会让法律的尊严荡然无存。2020年8月7日，长沙铁路运输法院突然临时决定停止三审现场网络直播。人民日报社旗下媒体平台《健康时报》在江凤林从庭审现场走出后就对他进行了采访，江凤林表示出来就知道他要败诉了，但还会继续上诉。《健康时报》记者随后在今日头条发文，引发了新一轮的舆论高峰。该条推文的评论数高达2 536条，笔者对该阶段的网民情绪进行抽样后统计如表2-3所示。

表2-3 网民情绪抽样统计

网 民 态 度	数 量	占 比
支持江凤林维权	94	62.7%
呼吁理智看待该事件	14	9.3%
有关部门执法不公	35	23.3%
其 他	7	4.7%

从表2-3中我们可以看到，绝大多数网民为江凤林的执着点赞，并且认为有关部门执法不公，偏袒刘某某，同样也有一些人呼吁不要被媒体的报道左右，要更加理智地看待这件事。由此可见，近些年医者形象在互联网上有所改善。9月27日，随着长沙铁路运输法院的正式判决，此事又再次引起了网民的关注。《江凤林医生输了！》一文中，作者先对整个事件脉络进行了梳理，然后对该事件的判决结果表示大为不满："如果对救死扶伤的医生没有基本的尊重，医者人人自危，必将导致防御性医疗，最后受伤的还是患者！"该篇文章下方的留言区也是一边倒地认为成本如此之低的伤医行为，实令医者心寒。[1] 此外，江凤林

---

① 微信公众号"医学资料圈"：《江凤林医生输了》，采集日期：2020年12月21日，https://mp.weixin.qq.com/s/BcgGVzA-99gPnqnJMvzcTw。

医生这种要为众医请命的态度也得到了医学界的广泛支持，江淮医学、医学界、医学论坛网等影响力极大的微信公众号在知晓判决结果后纷纷发文对江凤林医生表达了支持，而在微博平台亦有"@医学界网站""@护理界官网"等微博大V对这件事进行持续跟踪，一些同情江凤林医生的遭遇以及希望对伤医者从重处罚的网民纷纷转贴评论，支持江凤林继续上诉。

（三）江凤林创立多个自媒体账号引导舆论

江凤林宣布会继续上诉，将"告官"进行到底，这又一次激起了网民的热议。此时，江凤林医生也逐渐认识到了网络平台舆论的力量，于是他在今日头条App上开设了账号"凤林谈心"。截至2020年12月13日，该账号已有3.1万名粉丝，江凤林日常会分享一些养生方面的医学小常识，同时也会对全国各地的伤医事件和法制事件进行转发、评论。他创设了"凤林说法"微信公众号并进行科普以及法制宣传工作。当案件有进展时，他也会立刻在自己的自媒体平台上披露消息，进行舆论引导，使越来越多的人关注这例"医告官"案①。

四、反思与建议

（一）提升医闹成本，规范患者行为

本次事件不论是案情的恶劣程度，还是媒体与大众的关注度都无法与杨文医生被割喉事件、陶勇医生被重伤事件相比，但这并不意味着江凤林医生的维权行为就应被冷眼、被忽视。反而更应当借由此事，规范患者与医生的沟通方式，更应该在正常的沟通与医闹之间划出一条界线，告诉患者情绪宣泄的底线究竟在哪儿。在本案中，绝大多数网民都表达了对医生的同情和对施暴者的厌恶。警察在执行公务时被打就是袭警罪，无论伤情轻重都构成犯罪行为，医生

---

① 新浪微博"@烧伤超人阿宝"：《我们脚下的土地，就是中国》，采集日期：2020年12月16日，https：//m.weibo.cn/（null）/G67gxqINa。

在工作期间也应当得到保护，这也是江凤林医生和大多数网民的诉求。

（二）医生群体团结一致

此次事件有一突出特点，网民均团结在一些医学大V与公众号的周围，支持江凤林医生，这些医学自媒体持续跟进报道并对江凤林医生予以支持。此外，该事件不同于一般的舆情事件，热度不是来得快去得也快，而是绵延长达三年之久。不似其他媒体对于一件事仅有数篇报道，并且在事件热度逐渐消退之后，往往不会再跟踪报道，在长达三年的时间中，案情有任何一点进展，这些医学自媒体都会立刻在自己的平台上撰文。如"@医学界网站"共发了13条相关微博声援江凤林，时间跨度从最早的2018年3月3日到2020年10月13日。不但医学大V们不断声援江凤林医生，而且有很多作为微博普通用户的医生群体，共同发声支持江凤林，这也说明医生群体越来越了解网络舆论场对改善医生形象的重要性。2019年3月，被誉为"中国肺移植第一人"的全国人大代表陈静瑜曾经主动找到江凤林，向其了解案情的具体细节，并且在之后的两会期间，他提出了一份提案《关于坚持对涉医违法犯罪的"零容忍"，司法不能降格处理的建议》。他以江凤林案作为典型案例，呼吁涉医违法应按照袭警标准，而不能降格处理。

（三）政府在处理"涉官事件"时需要更加透明

本案中，由于种种理由，历次庭审及判决结果都是一拖再拖，这也让案件在三年后仍然悬而未决。此外，延期至2020年8月7日的三审本来应在中国庭审公开网上向全国公开直播，但是江凤林在8月7日上午到达法庭后却发现直播的界面已经打不开了。法院对此的解释是："作为第三人出庭的打人者刘白（化名）申请保护他和父母的隐私，而合议庭经过合议，临时决定取消直播。"这不仅让江凤林医生感到费解，同时也让关心着这个案件的人感到疑惑。江凤林的代理律师周涛认为："如果认为存在隐私保护问题，那么本案就不能公开审理。"但是在2019年8月20日的省高院再审开庭时，刘某某与其父都出现在法庭上，说明此案可以公开审理，临时取消直播，让整个案件对大众而言变得更加扑朔迷离。此外，在宣读起诉状和答辩状的环节中，被告之一长沙市公安局岳麓分局临时修改答辩状，认为江医生不是本案的直接利害人，不具有作为原告的主体资格。随后在庭审过程中，刘某某突然情绪失控，指责江医生："别人都在抗疫，你在打官司，你还有医德吗？"临时关闭直播，也让最终的判决结果少了很多说服力。并且在刘某某的官员身份，以及长沙市公安局岳麓分局的办案公正性已经成为舆论关注焦点的情况下，关闭直播更是起到了火上浇油的效果，极易导致政府公信力的丧失。因此，政府在处理涉官、涉警舆情时，应当最大限度地做到公平公正公开。

第三部分　专题研究

医美行业舆情研究报告

一、前言

随着人民生活水平的不断提高和"颜值经济"的升温，医疗整形美容行业得到了不断发展，医疗美容行业市场急速膨胀。爱美之心，人皆有之。越来越多的消费者仿佛找到了拥有第二张脸的捷径，他们迷恋上了割双眼皮、做隆鼻、打美容针等服务。根据新浪 2018 年发布的医美行业大数据来看，中国医美总量已经超过了 1 000 万例，复合增速达到了 40% 以上，一举超过巴西，成为仅次于美国的全球医美第二大国[1]，我国医美市场规模已达 1 925 亿元，预计到 2022 年，我国这一市场有望达到 4 810 亿元，居世界首位[2]。从医美消费群体的年龄来看，中国医美消费市场呈现低龄化趋势，26 岁以下人群是消费的主体，而00 后群体作为消费新主力军，增速更是惊人，约占总人数的 14.36%，增长幅度达到了 4%。据世界银行报告，当一个国家的国民人均收入超过两千美元后，人们对于医疗美容的需求将会以每年 10% 的增速递增。而对于国民人均收入已超八千美元的中国来说，医美需求必然会进一步释放。[3]

医美需求的膨胀随即也带来了医美市场的快速膨胀，这也催生出了不少非法行医的医美机构，并且这些机构的共同特征就是大多依赖线上 App 进行引流

---

① 吴晓波频道：《整容低龄化：再丑不能丑了孩子?》，采集日期：2020 年 8 月 22 日，https：//www. toutiao. com/i6604614813786046980/。

② 东方快评：《依法严管遏制医美 App"美丽陷阱"》，采集日期：2020 年 8 月 22 日，https：//www. toutiao. com/i6838772438931603979/。

③ 吴晓波频道：《整容低龄化：再丑不能丑了孩子?》，采集日期：2020 年 8 月 22 日，https：//www. toutiao. com/i6604614813786046980/。

宣传。综合来看，时下不少医美 App 上的乱象主要有以下几种：野蛮营销，强行"洗脑"，用所谓的明星图片和故事等，强行灌输做美容的重要性；贩卖焦虑，制造需求，用所谓的科学测算暗示消费者不够标准美，诱导其及时美容；"出卖"用户，泄露隐私，通过注册 App 等途径把用户个人信息贩卖给一些美容机构，进行谋利；含沙射影，话术隐晦，用贬低别人的方式，将消费者向特定的美容机构诱导；移花接木，真假难辨，用购买的假照片，增强诱导可信性，侵犯他人肖像权；包装美化，竞价排名，一些医美平台还存在"出钱多，内容靠前"的竞价排名现象。①

根据安信证券的研究报告，我国中游医美机构的毛利润在 50%—70% 之间②，由此可见，医美行业已经以不可阻挡之势稳步步入了暴利行业之列。我国医美行业正处在急速增长期，当前的行业现状是需求远远大于供给，在高回报率的诱惑下，医美行业的发展开始呈现失控状态，主要体现在五黑：黑培训、黑医生、黑机构、黑场所、黑药品器械。③ 近期，美团平台频频曝出"部分医美机构超范围提供服务""部分美容师不具备执业医师许可"等问题。此外，像"瘦脸针""水光针""童颜针""欧式芭比眼"等已经被监管部门列入负面清单的杜撰的非规范用词和"不会产生任何排斥""无副作用"等涉嫌夸大治疗效果的虚假宣传仍然出现在新氧、更美、美团、大众点评等 App 中。近年来，随着第三方交互平台的发展，新氧、更美、美团、大众点评等 App 已经成为美容意向者和消费者了解医美项目、医美机构、医美效果等信息的重要渠道。近年来，消费者医美投诉案例中，与第三方交互平台有关的案例占据了其中的大多数。

互联网时代的到来在很大程度上改变了信息传播的方式和速度，因此，本

---

① 东方快评：《依法严管遏制医美 App "美丽陷阱"》，采集日期：2020 年 8 月 22 日，https://www.toutiao.com/i6838772438931603979/。
② 数据来源：新浪年度医美大数据，采集日期：2020 年 8 月 22 日。
③ 快刀财经：《徒手整骨、换血排毒、无证打针，暴利"黑医美"毁你没商量》，采集日期：2020 年 8 月 22 日，https://www.toutiao.com/i6781244973862879748/。

研究主要借助网络社交互动平台，以 KOL① 为研究对象，深入分析网民对医美行业的关注度和基本态度，并结合近年舆情热度较高的新氧 App 涉售违禁药案例来分析和探索网络舆情规律。本研究主要借助新浪微博、小红书、美团等网络社交互动平台来了解社情民意，并提出相应建议。

二、研究设计

本研究以小红书、新浪微博、哔哩哔哩②为载体，对护肤、美妆、时尚类③ KOL 进行抽样，并通过对所抽护肤、美妆、时尚类 KOL 发布的内容进行定性与定量相结合的分析来探究网民对医美行业的态度。具体抽样设计如下：

首先，在小红书、新浪微博、哔哩哔哩动画中随机抽取粉丝数量在 15 万人④以上的护肤、美妆、时尚类 KOL 作为样本。样本总量 60 人⑤，从每个平台随机各抽取 20 人。

其次，对 60 个样本在 2018 年 7 月 3 日至 2020 年 7 月 3 日期间所发布的内容信息进行整理、记录，编制"60 名粉丝数量在 15 万人以上的护肤、美妆、时尚类 KOL 内容信息分析数据库"。数据库内容主要包括发布总数量、内容原创率，涉及"医美行业"内容的发布数量，涉及"医美行业"内容的有效评论数、收藏数和转发数以及网民对该问题的支持率和反对率等。

最后，通过对上述护肤、美妆、时尚类 KOL 发布的内容样本中普通网民的

---

① KOL 是英文 Key Opinion Leader 的缩写，意思是关键意见领袖，现在多半指网络上在某方面很有影响力的那些人。这类人在某个行业是专业人士，他们说的话有一定的话语权和号召力。

② 小红书、新浪微博、哔哩哔哩凭借其发布信息便捷、操作简单、互动性强、能与粉丝及时沟通等特点成了很好的网络舆情收集地。

③ 这三类 KOL 所涉及的内容均与美有关，不管是皮肤的美、妆容的美还是穿搭的美，其共性都是对美的追求，医美是他们可能共同讨论的话题，因此，笔者能在这些 KOL 所发布的内容和与粉丝的互动中收集到所需的有效信息。

④ 统计过程中发现，粉丝数量在 15 万人以上的护肤、美妆、时尚类 KOL，网络影响力较强，而粉丝数量在 15 万人以下的 KOL 的影响力则相对较弱，故将粉丝数量 15 万人定为标准。

⑤ 由于部分 KOL 发布的信息主要为广告或优惠信息，代表性不足，并且这部分 KOL 所占的比例很小，对整体调查结果影响不大，所以在统计过程中剔除这部分粉丝数量超过 15 万人的 KOL 样本。

有效评论及转发内容进行定性分析，得出普通网民的态度和观点。[1] 本研究也使用了新氧大数据研究院基于平台消费的研究、新浪发布的医美大数据和艾瑞咨询发布的《2020 年中国医疗美容行业洞察白皮书》来弥补所涉信息不充分的缺点，在全网范围内根据关键词补充抓取相关信息，从而使选取样本更全面、更具有代表性。

三、舆论氛围分析

（一）微博成为医疗美容主要舆论场

根据数据库录入的信息显示，60 名护肤、美妆、时尚类 KOL 中有 56 名明确在自己的发布内容中提到了"医疗美容"这一话题，其中明确表示支持的有 48 名，明确表示反对的有 4 名，还有 4 名保持中立，未提及"医疗美容"这一话题的 KOL 均在哔哩哔哩。这一数据显示，超过 85% 的护肤、美妆、时尚类 KOL 对"医疗美容"持肯定和支持的态度。另外，由于各个平台内容创作的自身特性限制，KOL 在小红书和新浪微博发布的与"医疗美容"话题相关的内容大多是图文形式，而哔哩哔哩则主要是视频形式。

数据库录入的信息显示，在 2018 年 7 月 3 日至 2020 年 7 月 3 日期间，60 名护肤、美妆、时尚类 KOL 在内容中提及"医疗美容"的次数是 565 次，其中从新浪微博抽取的 20 位 KOL 提及"医疗美容"的次数达到 307 次，从小红书抽取的 20 位 KOL 提及"医疗美容"的次数达到 175 次，排在最后的则是从哔哩哔哩抽取的 20 位 KOL，他们提及"医疗美容"的次数是 83 次，分别占比54.33%、30.98% 和 14.69%，如表 3-1 所示。通过对新氧大数据研究院基于平台消费的研究和新浪发布的医美大数据进行分析发现，医疗美容的消费人群主要为网红、学生、白领、文娱产业从业人员等，这些人员在新浪微博用户中也

---

① 刘长喜、侯劭勋：《从"一边倒"到"渐思考"：医疗卫生行业网络舆情研究报告（2014）》，华夏出版社，2015。

占据很大比例，他们能够熟练运用社交媒体、网络平台发声维权。① 新浪微博以其信息交流的便捷性和广泛的参与主体为网民提供了一个多元化的信息分享和交流平台，成为"医美行业"的主要舆论场。

表 3 - 1 　粉丝数量达 15 万人以上的护肤、美妆、时尚类 KOL 所发布内容一览表

"医疗美容"出现频率（2018 - 07 - 03—2020 - 07 - 03）	新浪微博		小红书		哔哩哔哩	
	干货	广告及其他	干货	广告及其他	干货	广告及其他
565 次	205 次	102 次	112 次	63 次	62 次	21 次
100.00%	36.28%	18.05%	19.83%	11.15%	10.97%	3.72%

（二）对医美持赞成态度的 KOL 占大多数

根据所抽取样本在 2018 年 7 月 3 日至 2020 年 7 月 3 日期间在小红书、新浪微博、哔哩哔哩上发布的内容可判断出其对医疗美容的基本态度。从新浪微博抽取的样本中对医疗美容持赞成、中立、反对态度的人数分别为 16 人、2 人、2 人；从小红书抽取的样本中对医疗美容持赞成、中立、反对态度的人数分别为 17 人、2 人、1 人；从哔哩哔哩抽取的样本中对医疗美容持赞成、中立、反对态度的人数分别为 15 人、0 人、1 人。总体来看，已明确表明对医疗美容态度的 56 个样本中，持赞成、中立、反对态度的人数占比分别为 85.71%、7.14%、7.15%，如表 3 - 2 所示。

新氧大数据研究院基于平台消费的研究显示，中国超六成公众对医疗美容持正面态度。36.89% 的人可接受矫正牙齿、文眉、祛痣等微整项目；24.26%的人对医疗美容持欣赏态度，他们认为在如今这个看脸的社会能走出这一步是勇敢者的选择；18% 的人则对医疗美容持中立态度，他们认为整不整是自己的

---

① 投诉直通车：《重构行业价值　2019 年湖南医美舆情报告发布》，采集日期：2020 年 8 月 22 日，https://www.toutiao.com/i6780578121671246343/。

事，和别人无关；剩下的人则对医疗美容持反对态度。通过结合新氧大数据研究院的研究对所抽取样本发布内容中涉及"医疗美容"这一话题的内容进行定性分析后发现，网民中对医疗美容持赞成态度的人数占比在逐年上升，他们对医疗美容的认识也有了很大改变。

表 3 - 2　粉丝数量达 15 万人以上的护肤、美妆、时尚类 KOL 对医美的态度

所抽样本对医美所持态度（人）	新浪微博			小红书			哔哩哔哩		
	赞成	中立	反对	赞成	中立	反对	赞成	中立	反对
56	16	2	2	17	2	1	15	0	1
100.00%	28.57%	3.57%	3.57%	30.36%	3.57%	1.79%	26.78%	0.00%	1.79%

1. 从迎合他人变为取悦自己

医美消费近些年来快速进入公众的生活，新氧大数据研究院基于平台消费的研究显示，由于工作选择整形的用户占比已经从 2015 年的 49% 下降到 14%，而为了取悦自己而选择整形的用户占比却从 2015 年的 14% 上升到 62%。

2. 医疗美容成为提升自信的方式

《南方日报》发布的《中国女性自信报告》显示，医美整形已经和读书、交朋友、运动、服饰、旅行、培训、化妆这七种方式一起并列成为中国女性提升自信的八大方式。人们选择通过医疗美容这种方式改变面容，提升颜值，增加自身的吸引力和竞争力，并能从某种程度上提升自信心。[1]

新氧创始人金星在《未来演讲·TTALK》中说："医美表面上解决的是人的面子问题，实际上可以让人更自信，更乐观，更喜欢交际。医美是医疗，但不是治病，而是让我们变得更好，这是大健康时代的特点之一。"[2] 医美开始逐渐摆脱污名化，成为新时代独立女性追求美丽、提升自信的方式。

---

[1] 《中国青年报》：《中国跻身全球第三大医疗美容市场投诉 3 年上升 10 倍多》，采集日期：2020 年 8 月 22 日。

[2] 光明网：《新氧金星：适度的医美让人更自信》，采集日期：2020 年 8 月 22 日，https://lady.gmw.cn/2018-12/29/content_ 32268635.htm。

（三）近几年医美行业的舆论焦点

随着我国医美消费需求的大幅增长，天眼查数据显示，从 2010 年至 2019 年年底，经营范围含"医疗美容""整形外科""整形"的企业新增了 26 153 家。截至 2019 年年底，全国共有 29 471 家医美企业。① 然而在医疗美容行业蓬勃发展的同时，医美事故却频频发生，没有营业资质却堂而皇之地开门营业、吊销证照后"换马甲"重新开业、非法实施全麻手术等医美乱象常见于媒体报道。由于样本中所抽取的 KOL 对医美行业的舆情讨论具有一定的影响力，所以可以通过对他们转发的普通网民的求助信息进行统计分类来大致分析出当下医美行业的舆论热点。经统计，三个平台的求助内容数量合计为 89 条，其中排名前三的求助信息可归为虚假宣传、维权困难、医疗事故这三大类，占比分别为 37.08%、31.46%、21.35%，如表 3 - 3 所示。

表 3 - 3　粉丝数量达 15 万人以上的护肤、美妆、时尚类 KOL 转发的求助信息

	新浪微博	小 红 书	哔哩哔哩	合计（条）
虚假宣传	20	11	2	33（37.08%）
维权困难	16	8	4	28（31.46%）
医疗事故	13	5	1	19（21.35%）
其他事件	6	2	1	9（10.11%）
合　　计	55	26	8	89（100.00%）

1. 虚假宣传

在医疗美容的广告宣传中，仍然会出现像"瘦脸针""水光针""童颜针""欧式芭比眼"等已经被监管部门列入负面清单的杜撰的非规范用词和"一针

---

① 今日头条：《医美行业成虚假宣传"重灾区"，这家医院被 3 位女明星告了》，采集日期：2020 年 8 月 22 日，https：//www.toutiao.com/item/6812201469148660238/。

见效""不会产生任何副作用""躺着变美"等涉嫌夸大治疗效果的虚假宣传。①

哔哩哔哩用户"云小豆"表示："假体鼻基底、面吸、下至、切眉、瘦脸针、溶脂针、光纤、黄金微雕、开眼角、骨水泥、脂肪玻尿酸隆鼻、全肋鼻、线雕鼻、各种乱七八糟的注射物、卧蚕、缩人中、切鼻翼、切胃、脂肪隆胸、美白针、牙齿贴面等都是我反复强调过不建议大家做的项目，就拿注射卧蚕来讲，玻尿酸卧蚕会向下流动变成眼袋，玻尿酸里的交联剂，溶解酶是溶不掉的。鼻子也不建议注射，后期副作用大，玻尿酸扩散，鼻背容易变宽，显得很粗壮。这些项目大多效果都是立竿见影的，但副作用是时间久了几乎不能修复，这些都是在做之前没人告诉你的。"

2. 维权困难

如果有任何术后问题或者后遗症，医美机构就会以"个体差异""还处在身体恢复期"等话术为理由推脱责任。2016 年，26 岁的中国女孩乐某由于对自己的面部轮廓不满意，于 2017 年通过医美平台新氧找到了一家在韩国名叫佳轮韩的医美机构并做了颧骨内推、脂肪填充和面部吸脂手术。但经过漫长的恢复期，她的脸并没有达到预期的效果，下巴两侧甚至和原来比还多了两坨肉，她认为这很明显是由于脂肪的不适当填充才造成的。同年 5 月，为了解决下巴两侧的脂肪堆积，该医美机构为她注射了溶脂针，但二次手术后，乐某的脸颊和下巴陆续开始出现掉皮和起皱等副作用，持续数月也没有好转。在之后的半年多时间里，院方一直没有松口承诺对乐某进行赔偿，甚至还对乐某进行了口头威胁。因为曾被平台的宣传"先行赔付"打了定心针，乐某根据流程发起了针对第三方的投诉，并申请了"先行赔付"，但经过反复协商，平台方表示只能赔付 5 000 元作为疤痕修复的费用，无法全部退款，事情到现在依旧毫无进

---

① 极点商业：《三问美团医美：行业需要怎样的自律公约？》，采集日期：2020 年 8 月 22 日，https：//www.toutiao.com/i6866414593409810956/。

展。① 针对这件事，微博网友"@日磊Ray"表示："在医美产业链中，不论是医美投资者，还是医美从业者，大家都把医疗美容当作一门生意来做，当然赚钱没有错，但利欲熏心容易让人疯狂，畸形的行业发展也会让消费者对医美行业的信任度变得越来越低，也会让该产业乱象丛生，但现状下，消费者的权益并没有得到保护，在事情发生之后，消费者不但是受害者而且也是维权无路的那一方。"

3. 医疗事故

根据艾瑞咨询发布的《2020年中国医疗美容乱象行业白皮书》进行估算，2019年中国医美行业从业医师的数量达到了38 343名，而其中只有28%的人为合规医生②；目前有近九成的医美机构存在无证经营或者证件不齐全的情况，合法又合规开展医疗美容项目的机构仅占整个行业的12%，这意味着当你随意选择一家医疗美容机构时，它有90%的概率是一家既不合法又不合规的黑店。根据中国整形美容协会统计，医疗美容行业非法从业者的人数至少在10万人以上。根据2019年中国消费者协会公布的数据来看，2015年医疗美容行业相关投诉数量共有483件，而2018年全年医疗美容行业相关的投诉数量已飙升至5 427件，仅2019年上半年的投诉数量就已经达到3 535件。③

哔哩哔哩用户"likellssb"表示："医美机构在没有资质的情况下对消费者实施全麻手术是大型医美医疗事故频发的重要原因之一。2013年颁布的新的《医疗机构管理条例》已经明确规定医疗美容门诊部不能设立麻醉科室，然而2019年年初类似贵州19岁女孩隆鼻时因麻醉意外死在手术台上的事故每年依旧在发生。"④

---

① 界面新闻：《中国女孩韩国整形"踩坑"始末：医美平台要背负多少责任?》，采集日期：2020年8月22日，https://www.toutiao.com/i6748576697148260876/。
② 羊城派：《广州医美是全国的风向标，这里的整形美容将回归医疗本质》，采集日期：2020年8月22日，https://www.toutiao.com/i6901238631214678532/。
③ 豆丁网：《中国化妆品》2019年第10期，采集日期：2020年8月22日，https://www.docin.com/p-2269161582.html。
④ 中国发展网：《长沙医美机构涉嫌超范围经营套路贷记者采访被斥太折腾》，采集日期：2020年8月22日，https://www.toutiao.com/i6722602857264054788/。

（四）社会性事件引发对医美行业的反思

1. 从女性角度看医美

目前全世界范围内，女性仍然是医美消费群体的主力军，理所当然，医疗美容成了女性主义者关注的问题之一。通过女性主义的视角，关于医疗美容手术的讨论，主要可以分成以下两派。

（1）医美是男权社会内嵌于女性体内的枷锁

其中一派认为，医疗美容整个行业体现的是由古至今延续下来的父权制度对女性身体的剥削。美国女性主义者纳奥米·沃尔夫 2015 年在谈到她于 1991 年出版的《美貌的迷思》时认为，随着技术的革新和低廉的价格，现在人们对外貌的修整是一件更通常的事情。[①] 割双眼皮、垫鼻梁等通通都是全球市场为了迎合西方主流审美所作出的回应。从另一方面来说，女性的普遍意识已经有了进步，对于女性本身来说，宣扬自己所定义的身材和美貌概念也变得更普遍。《美貌的迷思》探讨了在男性凝视和资本主义的打造下，对美的追求如何成了操控女性的工具。虽然这本书出版于三十多年前，但用于剖析当今中国社会仍然合适。

豆瓣网友"三千三千三"在对《美貌的迷思》的书评中写道："什么是'美'，似乎是这个社会强加于女性身体之上并又内嵌于每一个女性的审美之中，从杂志封面上的零码模特再到风靡网上的 A4 腰、马甲线、反手摸肚脐挑战，这一切都让女性无形中给何为'美'打上一个个标签。如果她们不匹配这种社会定义出来的美，她们就会试图去改变。当女性的这种改变不是自主选择而是屈从于男权社会强加于她身上的外部标准时，女性或许认为是自己控制了自己的身体，是自己作出了自由选择让自己变'美'，然而实际上，她们不过还是做了男权社会想让她们做的事。表面上看，当代女性似乎有了更多选择的权利，然而事实却并不是这样。"因此，不少女性主义者反其道而行之，她们认

---

① 果壳：《在外界争议之下，我到底该不该切双眼皮》，采集日期：2020 年 8 月 22 日，https://www.toutiao.com/i6833690951899152908/。

为只有颠覆和突破当下社会普遍定义和认可的美的标准时才是真正的权利自由，所以女性整容应该去整丑而不是整美。她们认为我们每个人当然都拥有去追求美的权利，但只有当我们能自由去定义什么是美和自由追逐美时，这种权利才有意义。

（2）医美是女性拥有权利的开始

其中另一派认为，医疗美容是女性真正拥有权利的开始，她们通过掌控自己的身体为自己赋予权利，这一派人更多的是从女性自身的视角出发，更多倾听了女性自己的声音。微博网友"@闸北哥"表示："我亲眼看过有人通过整容改变自己的人生轨迹，理想主义女权博主会说这是外貌评价、女性物化，人应该接受丑胖，与自己妥协，但现实就是这样啊，更漂亮的人更有竞争优势，更能获得异性选择权。相比较各种鸡汤，整容或许是女性可实现进阶的道路之一，这个是可以实操的，也是能掌握和改变自己命运的办法之一，管他什么办法，能达到目标就是好办法。"

2. BLM 运动引发市场对"美"的重塑

在当今社会，人人都在追求大眼睛、高鼻梁、白皮肤，被消费社会打造出的网红脸已经成了大家心中"美"的标志，所以我们身边会出现"十个双眼皮三个假""三个高鼻梁一个打"这种现象，然而近期如火如荼的 BLM 运动却引发了市场对"美"的重塑。Black Lives Matter（简称 BLM）意为"黑人的命也是命"，BLM 运动是一场起源于非裔美国人社区的国际维权运动。这场运动最早开始于 2013 年，主要是抗议针对黑人的暴力和歧视，随着运动范围的扩大，这项运动也反对如种族歧视、暴力执法和美国刑事司法系统中的种族不平等等更为广泛的问题。[①] 2020 年，美国警察暴力执法导致黑人乔治·弗洛伊德死亡的事件，更是把这项运动推向了高潮。BLM 运动在世界范围内持续发酵，从在社交媒体上发声，到走上街头游行抗议，再到火烧市政厅、打砸抢商场等行为，黑人成为舆论浪潮的中心。受此影响，不少品牌也调整了经营战略来更好地应

---

① 尚恩教育：《4 个问题带你了解最近掀起的"BLM 黑人的命也是命"运动到底是啥？》，采集日期：2020 年 8 月 22 日，https://www.toutiao.com/i6836224243647119883/。

对当下 BLM 运动带来的反种族歧视潮流，重新树立自己的品牌形象和营销热点。

（1）美国强生宣布停售美白产品

在反种族主义浪潮之下，美国强生公司于 6 月 19 日宣布停止销售皮肤美白类产品。强生声明"健康的皮肤就是美丽的皮肤"，并表示会很快下架现售美白线的产品，未来也将不会再生产这些美白产品。

针对此次事件，不少网友都发表了自己的看法。微博网友 "@檬七不吃香菜"表示："有点矫枉过正了吧！不还有不少白人做美黑？不管喜欢白还是喜欢黑都是大家自由选择的权利。"

（2）CK 投放黑人跨性别大码模特广告

CK 史上首位黑人大码变性模特贾里·琼斯（Jari Jones）的广告牌，在互联网上引发轩然大波，很多人觉得自己的审美被冒犯，也有人认为这能很好地引导审美走向多元化。这位新晋 CK 模特，不但有别于往日"肤白貌美大长腿"的标准形象，甚至同时在形象与身份上挑战了主流审美观。首先她是黑人，其次她并非很多内衣广告商青睐的娇小性感的零码模特，而是偏胖的身形。她身上汇集了众多偏离"主流"的元素——种族（黑人）、性别（男跨女）、性取向（同性恋）、身材（大码模特），也正因如此，她的出现引发了诸多争议。①

四、案例分析：新氧被曝涉售违禁药

2019 年 7 月 15 日，据《新京报》报道，新氧 App 涉嫌销售违禁药品。在这个号称"因为严谨，所以专业"的美容微整形专业医美 App 上，医美机构及执业医生都需要认证，但《新京报》记者调查发现，平台上入驻的部分医美机构，存在销售违禁药品的行为，客户的"美丽日记"、评价也存在造假刷评现

---

① 尚恩教育：《4 个问题带你了解最近掀起的"BLM 黑人的命也是命"运动到底是啥？》，采集日期：2020 年 8 月 22 日，https://www.toutiao.com/i6836224243647119883/。

象。① 6 月至 7 月，《新京报》记者暗访医美行业背后乱象：学员报名"7 天速成班"，仅两小时就讲述完面部多个部位的注射方法，实操间"惊叫连连"，有学员紧张、害怕，坦言没有学会。知名医美平台"新氧 App"上，医美机构"北京凯润婷"低价吸引客户，却拒绝验药，违禁药可预约注射。②

舆情爆发后，当天下午 2 点，新氧 App 官方紧急回应：已封禁涉事相关账户。微博网友"@ToriiiChann"表示："新氧变美日记写了不利于商家的内容，商家会疯狂给你打电话，让你联系新氧平台删掉，然而花了钱、流了血所得的体验，你只需要把日记链接复制给客服，客服马上就会给你删掉。大概这就是新氧上面的案例怎么都那么成功的原因吧！毕竟失败案例全被雪藏了！"另一位微博网友"@3000 分嘴子选手"则表示："看到有很多大 V 聊新氧 App 商家涉售违禁药这个事，新氧 App 作为医美行业老大哥，的确为医美行业机构信息的公开化、透明化和便利化作出了贡献。但不是说，新氧这件事就没有任何问题。互联网平台应该做好线下品控，做好线上监管，这个职业道德问题，不仅仅是医美行业，也是目前整个互联网电商市场、服务导购平台应该引以为戒的问题。"

五、建议与总结

（一）建议

自 2002 年国家发布医疗美容服务管理办法、机构标准、分级目录管理后，我国对医疗美容行业的监管也越来越重视。

1. 政府方面

政府方面应加速推进立法严格化、监管落地化、价格透明化、资源最优化，

---

① 观察者：《黑产猖獗、虚假夸大，医美行业正规化还需修炼》，采集日期：2020 年 8 月 22 日，https：//www.guancha.cn/ChanJing/2020_ 08_ 17_ 561869_ 2.shtml.
② 余杭检察：《新氧 App 商家涉售违禁药，假"美丽日记"2 000 元一套》，采集日期：2020 年 8 月 22 日，http：//m.toutiao.com/i6713732288372277767/。

加大对"黑产"的惩治力度，建立常规的打击"黑产"执法团队，切实加强监督管理，提升准入门槛，建立项目价格指导范围，统筹推进价格收费监管机制，鼓励公立医院和私立医院医师资源共享。

2. 协会方面

协会方面应加速推进培训规范化、信息透明化，完善转科医师的资质培训体系，定期在平台公示违法违规的机构和个人以起警示作用，建立可查询机构、器材、从业者、针剂的溯源平台①，发挥好权威认定、协调医患双方矛盾等作用，努力打造阳光医美的环境。

3. 机构方面

机构方应合力推进竞争良性化、经营规范化、宣传理性化，减少恶意价格战，做到对产品和服务的第一道把关，加强自律，抵制假货水货，做到一次性耗材一客一用等基本要求。合理重构行业价值，让医美行业回归医疗本质，不过度营销、过度承诺，不夸大效果。②

（二）总结

人们对美的追求不会止步，医疗美容行业在可以预见的未来仍然会快速发展，行业舆情热度也会持续上升。人们对医美的接受和认可度也越来越高，大部分网友呈支持态度。然而，随着近几年女权运动在全世界范围内的逐渐兴起和多元审美这一观念引发的讨论，人们对医美这一行业也有了新的思考和认识。在医疗美容行业蓬勃发展的同时，舆论关注焦点有了转变，从早些年围绕"该不该医美"这一话题转变成该行业现状乱象下的虚高报价收费、从业人员无证超范围行医、医疗事故频发、维权纠纷不断等话题。从舆论焦点的转变可以看出，整治当前医美行业的乱象是我们面临的刻不容缓的任务，这需要政府、协会、机构三方的共同努力才能达到。

---

① 道客巴巴：《2020年中国医疗美容行业洞察白皮书》，采集日期：2020年8月22日。
② 艾瑞咨询：《2020年中国医疗美容行业洞察白皮书》，采集日期：2020年8月22日，http://report.iresearch.cn/wx/report.aspx? id=3578。

虚实之间，谣言的产生与治理

——新冠疫情谣言治理舆情专题研究

一、前言

2020 年伊始，新型冠状病毒快速席卷全球，全国人民对这次突发的公共卫生事件高度关注。在疫情期间，比新冠病毒传播更快的是网络病毒——谣言。谣言通过网络上的大规模传播，给 2020 年的抗疫工作造成了更大的压力，同时也给大众心理留下了较大的负面影响。

在互联网时代，人们的距离通过网络可以不断拉近，这为谣言的传播提供了更为便利的条件。谣言可以在更短时间内传播到更广阔的范围，造成更大的社会影响。新冠疫情背景下，大量谣言在互联网的温床上滋生和传播，其中既有因信息不对称而造成的误解，也有因以讹传讹而导致的信息不准确。

对于谣言，不同的学者有不同的理解和定义。法国学者卡普费雷认为："我们称之为谣言的，是在社会中出现并流传的未经官方公开证实或者已经被官方所辟谣的信息。谣言是利用各种渠道传播的对公众感兴趣的事物、事件或问题的未经证实的阐述或诠释。"[1] "谣言之父"奥尔波特在他的著作《谣言心理学》中指出："谣言是一种通常以口头形式在人群中传播，目前没有可靠证明标准的特殊陈述。"他还提出了谣言传播公式：谣言 =（事件的）重要性×（事

---

[1] 《在全国抗击新冠肺炎疫情表彰大会上的讲话》，采集时间：2020 年 12 月 4 日，https：//news. china. com/zw/news/13000776/20201015/38855346. html。

件的）模糊性，即谣言的传播与谣言相关事件的重要性和该事件的模糊程度成正比。[①] 后来，克罗斯在该公式的基础上进行了补充和完善，他认为谣言传播公式为：谣言＝（事件的）重要性×（事件的）模糊性÷公众批判能力。他认为谣言的传播能力不仅在其重要性和模糊程度，还有一部分取决于公众的批判能力，公众具备的科学常识越丰富、批判能力越强，谣言就越不容易产生和传播，反之则容易传播。[②]

在此理论基础上，本研究通过整理辟谣平台发布的辟谣信息，对新冠疫情背景下产生的不同的谣言进行整理和总结，分析其相关数据特征，总结其总体发展趋势和总体特点；并选择具有代表性的两个典型案例进行深入的分析，对比研究两者的共同点和不同点，发现谣言治理的舆情特点和传播方式，以提出应对突发公共卫生舆情的对策。

二、研究方法

（一）研究对象的界定

本研究选择文本分析法，以 2019 年 12 月 1 日至 2020 年 12 月 1 日间在各大网络平台上已被辟谣的与疫情相关联的谣言传播事件为研究对象，选取社会舆论影响力最大的疫情谣言事件进行深入的网络舆情研究。研究对象是已经过权威机构辟谣的谣言，没有经过辟谣的疫情热度话题不在本研究选择的谣言范围内。

（二）时间与空间的界定

所选取的研究样本的发生时间在 2019 年 12 月 1 日至 2020 年 12 月 1 日之间，地点在中国境内。

---

① ［美］奥尔波特等著，刘水平等译：《谣言心理学》，辽宁教育出版社，2003。
② 朱冬梅、和雪婷：《新媒体时代重大疫情中的谣言传播与信息治理》，载《昆明理工大学学报（社会科学版）》2020 年第 5 期。

三、舆情总体特征分析

（一）总体走向

2019 年 12 月 1 日至 2020 年 12 月 1 日期间，在各网络平台内辟谣过的新冠肺炎相关的谣言事件很多。本文整理了各大网络平台的辟谣，共计 123 次，并对这些辟谣文章进行分类，共分为八类，分别为"新冠病例""新冠病毒""疫情专家""医疗物资""新冠预防与治疗""政府民生""医患""其他"。各月份辟谣次数如图 3-1 所示，图中 12 月为 2019 年 12 月份。

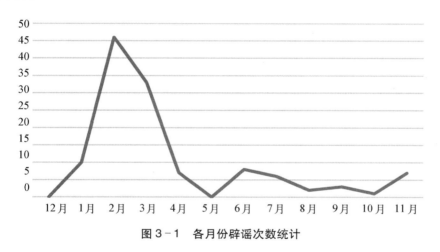

图 3-1　各月份辟谣次数统计

辟谣的发布次数意味着相关联谣言产生的次数。由图 3-1 中数据可见，谣言高发期在 2020 年 1—4 月份之间，2 月份的辟谣次数最多。结合图 3-2①可见，辟谣的总体趋势与 1—4 月份新冠肺炎确诊病例的攀升和峰值的出现以及之后的回落一致。从全年的数据可看出，谣言产生的数量趋势大体上与疫情的发展趋势保持一致。

---

① 数据来源：https：//news.qq.com/zt2020/page/feiyan.htm#/，采集时间：2021 年 5 月 22 日。

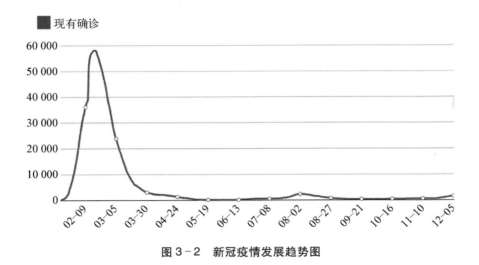

图 3-2　新冠疫情发展趋势图

（二）谣言话题的总体特征

根据各网络平台的民众参与度进行统计，此处的参与度定义为微博点赞、评论、转发的总和。八个种类的谣言相关话题的参与度如图 3-3 所示。在与新冠疫情相关的八个谣言话题中，医疗物资相关的话题网络讨论参与度最高，引发民众广泛的关注和讨论，其次是新冠肺炎预防与治疗相关话题的讨论。

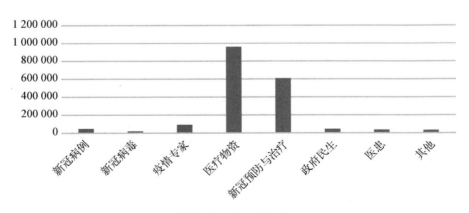

图 3-3　民众参与度

（三）传播源头特征分析

本研究整理 2019 年 12 月 1 日至 2020 年 12 月 1 日这一年内各地网警微博、《人民日报》、央视新闻、《环球时报》，以及丁香医生、微博等网络平台的辟谣共计 123 次，并且对辟谣公布的谣言源头进行统计，将谣言源头分为微博平台、微信平台（包括朋友圈、微信群聊和微信公众号）、媒体平台和其他（包括无法追溯源头的谣言）。如图 3－4 所示，微信平台是谣言产生的源头，占总数的 35％；其次是微博平台，占总数的 13％。相较更为公开的微博平台，微信相对的私密性使其成为谣言产生的温床。

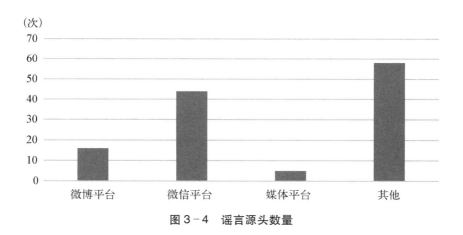

图 3－4　谣言源头数量

四、典型案例分析

本文在对 2019 年 12 月 1 日至 2020 年 12 月 1 日之间官方辟谣平台不同的谣言话题进行梳理后，选择网民和媒体关注热度较高的"武汉协和医院物资不足，医务人员自制防护服"与"双黄连口服液可抑制新型冠状病毒"两个谣言作为典型案例进行详细的阐述。

（一）典型案例一："武汉协和医院物资不足，医务人员自制防护服"谣言传播事件

1. "武汉协和医院物资不足，医务人员自制防护服"谣言传播概述

2020 年 1 月 30 日，网友"@BigWayneWu"在微博平台发出"物资紧缺，大战当前，武汉协和医院西区的一线老师们没有条件创造条件也要上"的博文，配图为武汉协和医院医护人员的四张照片。其中两张照片的内容为医护人员正在利用布条自制口罩，一张照片的内容为医护人员将医疗物资包装袋套在身上，还有一张照片的内容为医护人员将包装袋套在腿上。此微博一经发出，"武汉协和医院物资不足，医务人员自制防护服"引起了网民的广泛关注。

2020 年 1 月 31 日，武汉协和医院表示没有收到红十字会的募捐，他们一件防护服都没有了。此前网民对医疗物资紧缺的焦虑在此刻爆发。疫情防控最严峻的阶段，人们的目光聚焦到了医护人员消耗性医疗物资紧缺而供给不足、分配不合理的问题上。全国各地都出现了医院医疗物资紧缺的现象，引起了网民对于相关事件的讨论，如"物资告急，北大深圳医院连夜自制防护装备""安徽多家医院防护物资告急"等。

2020 年 2 月 1 日，央视新闻记者抵达武汉协和医院进行调查采访，记者采访了武汉协和医院党委副书记孙晖，孙晖否定了网友"@BigWayneWu"的说法："绝对不存在这样的情况。医院对医护人员有切实的保障。照片不是本院拍摄的，已经在调查。"另外，关于口罩、防护服是否短缺的问题，孙晖回答："物资紧张，但没有到'弹尽粮绝'的地步。"① 央视新闻以采访视频的形式在微博平台上对"武汉协和医院物资不足，医务人员自制防护服"进行了辟谣。

此后的几天里，网民对于医疗物资的供应问题仍有关注，并伴随着部分话题的出现，但讨论的热度有所回落。2020 年 2 月 9 日，"@新浪广西"发布的求助微博"河池都安县确诊 13 例，有医生被确诊，医护人员用塑料袋自制防护

---

① 《北京日报》：《武汉医生自制防护服和口罩？真相来了》，采集时间：2021 年 5 月 26 日。

服"也引起了部分网民讨论，此后"武汉协和医院物资不足，医务人员自制防护服"的话题讨论热度逐渐下降。

2. 事件总体发展趋势

整体来看，舆情持续了半个月左右，在事件发展过程中，出现两个传播峰值，第一个峰值出现在 2 月 1 日，由协和医院医疗物资紧缺的问题引起，第二个峰值则出现在 2 月 9 日。2020 年 2 月 1 日，本次事件信息传播量达到最高峰，其中微博平台传播量最为突出，达到 39 576 条。

在整个舆论发展进程中，正面信息 721 条（占比 0.72%），负面信息 85 745 条（占比 86%），中性信息 13 232 条（占比 13.28%），负面信息占比最大。

3. 辟谣微博网民评论分析

本舆情调查选取央视新闻发布的"武汉协和医院物资不足，医务人员自制防护服"独家辟谣微博的评论进行抽样研究。网民发布的评论共计 20 013 条，选取的有效评论共计 797 条，按时间顺序排列，汇总形成抽样框，主要从情绪态度和观点立场两方面对舆情评论进行分析。

（1）网民评论情绪态度划分

网民评论按情绪态度类型分为负面情绪、中立情绪、正面情绪三个类型。其中，负面情绪按照情绪程度分为愤怒性批评、攻击性质问、讽刺性吐槽三个子类型。

负面情绪：

A. 愤怒性批评

负面情绪值最高，表现为评论中带有愤怒性的词语以及愤怒攻击性的语气。

B. 攻击性质问

负面情绪值较低，表现为评论中带有质问性的词语以及对微博发布者的针对性询问的语气。

C. 讽刺性吐槽

负面情绪值最低，但在评论中透露出了"讽刺""嘲笑"的态度。

中立情绪：没有表现明显的带有正面或者负面倾向性的语言，表现为一种客观中立的情绪态度。

正面情绪：正面情绪表现为用明显的带有正面倾向性的言语表达支持、鼓励的态度。如微博网友"@嘻嘻爱啃大萝卜"的评论："我觉得自制口罩应该是不可能的吧，大概是谣言。毕竟一线人员啊，医院不可能让医生这么没有保障就上场。医护用品不是单独包装的话，他们都不会随便用，何况是塑料袋，这可不是开玩笑的。"①

具体的网民评论情绪态度分类如表3-4所示。

表3-4 网民评论情绪态度分类

分　类	情 绪 分 类	细 分 态 度
按情绪宣泄类型与 言语倾向性划分	负面情绪	A. 愤怒性批评
		B. 攻击性质问
		C. 讽刺性吐槽
	中立情绪	D. 中立态度
	正面情绪	E. 正面态度

（2）网民评论情绪态度数据呈现

797条有效评论的网民情绪态度分布，如图3-5所示。其中负面情绪评论数达619条，占比高达77.66%；中立情绪评论数次之，达109条，占比13.68%；正面情绪评论数最少，有69条，占比仅为8.66%。由此可见，辟谣"武汉协和医院物资不足，医务人员自制防护服"的舆情讨论中，接近八成的网民表现出负面的情绪态度，对医院医疗物资欠缺、物资分配不及时的情况表达出自己或愤怒、或失望、或讽刺吐槽的批判态度。仅有约一成网民对官方辟谣保持着中立情绪，少部分网民表达出正面的积极情绪。

网络早已渗透到每一个现代人的日常生活中，以微博为代表的网络社交软件逐渐成为广大网民交流对话、热议时事的平台。在新冠疫情发展最迅速、防

---

① 新浪微博，采集时间：2021年5月22日，https：//m. weibo. cn/status/4467164738485230？。

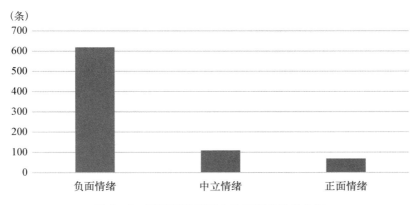

图 3-5　网民评论情绪态度呈现总体分布图

疫任务最艰巨的 1—2 月份，居家隔离使得网民通过互联网了解社会、参与社会话题讨论的机会和时间都大大增加。在突如其来的疫情面前，信息的不对称使得谣言在虚拟的舆论场悄然滋生。而由于互联网的虚拟性、匿名性、移动性和便捷性，人们越来越敢于在网络上发出自己的声音。无论是支持赞美，还是反驳抨击，人们越来越多地参与到新冠疫情相关的时事讨论中，以表达自己的观点。与此同时，网络平台的公开性与便捷性，也使得时事热点的评论区成为网民们发泄不满情绪的平台。

从"武汉协和医院物资不足，医务人员自制防护服"辟谣新闻相关的网民评论中，我们也可以看出，负面的情绪表达接近八成。从图 3-6 可以看出，负

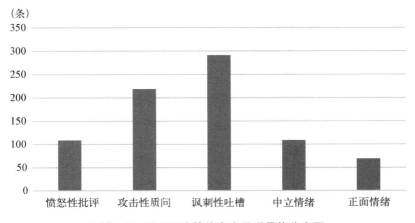

图 3-6　网民评论情绪态度呈现具体分布图

面情绪中最多的是"讽刺性吐槽"，达到291条，在全部797条评论中占比36.51%，超过三成。而从这些讽刺吐槽的评论中，我们也可以明显地看出网民对医护人员的关心，既有为一线医护人员发出诉求的焦急情绪，也有对于医疗物资分配问题的愤怒情绪。

（3）网民评论观点立场划分

在抽取的80条评论中，筛除纯表情、纯语气词的无效评论，梳理出明显表达观点立场的评论78条。网友的观点可以概括为以下三个角度：一是对医疗资源分配者的观点，二是对辟谣平台的观点，三是对医院医护人员的观点。其中"对医疗资源分配者的观点"可以细分为："对政府的观点"和"对红十字会的观点"。具体网民评论观点立场划分，如表3-5所示。

表3-5　网民评论观点立场分类

分　类	观　点　分　类	观　点　细　分
按言语观点立场划分	对医疗资源分配者的观点	A. 对政府的观点
		B. 对红十字会的观点
	对辟谣平台的观点	C. 对辟谣平台的观点
	对医院医护人员的观点	D. 对医院医护人员的观点

（4）网民评论观点立场数据呈现

在797条有效评论中，网民评论观点立场的具体分布如图3-7所示。"对医疗资源分配者的观点"，评论有256条，占全部有效评论的比例为32.12%。"对辟谣平台的观点"，评论有300条，占全部有效评论的比例达37.64%。"对医院医护人员的观点"，评论有241条，占全部有效评论的比例为30.24%。其中"对辟谣平台的观点"数量最多。

观点一：对政府的观点

"对医疗资源分配者的观点"，评论有256条，其中"对政府的观点"有188条评论，占"对医疗资源分配者的观点"评论总数的73.44%，占全部有效

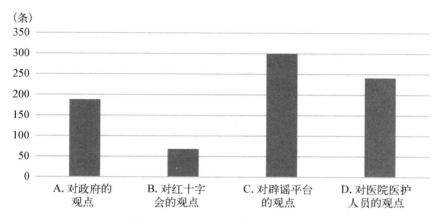

图3-7　网民评论观点立场分布图

评论的比例为23.59%。

观点二：对红十字会的观点

"对红十字会的观点"有68条，占"对医疗资源分配者的观点"总数的26.56%，占全部有效评论的比例仅为8.53%。在协和医院前往红十字会领取医疗物资被拒之后，在央视新闻的"武汉协和医院物资不足，医务人员自制防护服"辟谣报道中，部分网民仍对红十字会进行攻击和指责。前者的舆论热度一直延续到了对后者辟谣的讨论中。网友通过评论，表达了对社会组织红十字会工作能力的质疑，表现出对红十字会能够合理公平分配医疗物资的不信任。

观点三：对辟谣平台的观点

"对辟谣平台的观点"有300条，占全部有效评论的比例达37.64%，是评论中比例最高的一类观点。网民对央视新闻的辟谣方式、采访对象和采访方式提出了质疑，他们认为采访对象不具有说服力。尽管央视新闻的采访辟谣了医护人员并未自制防护服，但未能回应网民对"医疗物资何以欠缺"的质问，从而引起新的舆情。

观点四：对医院医护人员的观点

"对医院医护人员的观点"有241条，占全部有效评论的比例达30.24%，是评论中比例较高的一类观点。这类观点一方面表现了网民对一线抗疫医护人员物资紧缺的担忧，另一方面表现了网民由对物资供给方的不满延伸到对辟谣的不信任。

（二）典型案例二："双黄连口服液可抑制新型冠状病毒"谣言传播事件

1."双黄连口服液可抑制新型冠状病毒"谣言传播事件概述

2020年1月31日早上，新闻媒体"快资讯"发布文章《一夜醒来，"包治百病"的双黄连线上线下火速脱销，连兽药都被抢了》，双黄连口服液由此引起了网民的注意。2020年1月31日晚，"@新华视点"发微博："上海药物所、武汉病毒所联合发现中成药双黄连口服液可抑制新型冠状病毒，记者31日从中国科学院上海药物所获悉，该所和武汉病毒所联合研究初步发现，中成药双黄连口服液可抑制新型冠状病毒。此前，上海药物所启动由蒋华良院士牵头的抗新型冠状病毒感染肺炎药物研究应急攻关团队，在前期SARS相关研究和药物发现成果基础上，聚焦针对该病毒的治疗候选新药筛选、评价和老药新用研究。双黄连口服液由金银花、黄芩、连翘三味中药组成。中医认为，这三味中药具有清热解毒、表里双清的作用。现代医学研究认为，双黄连口服液具有广谱抗病毒、抑菌、提高机体免疫功能的作用，是目前有效的广谱抗病毒药物之一。目前，双黄连口服液已在上海公共卫生临床中心、华中科技大学附属同济医院开展临床研究。"① 当天晚上，民众争相前往药店购买双黄连口服液，在药店门前聚集排队，给1月底本已艰巨的防疫工作带来了更大的困难。

2020年2月1日，央视新闻在微博平台辟谣称"双黄连对新型冠状病毒不具有针对性"。辟谣文章中，中央指导小组专家张伯礼表示："双黄连口服液就是一种普通的中成药，主要成分是金银花、黄芩、连翘三味中药，具有清热解毒的作用。在以往的研究中发现，这些药物是具备广谱抗病毒的作用，但还没有针对新型冠状病毒进行正式临床的研究。"② 2020年2月2日凌晨，《新京报》

---

① 上游新闻：《两研究所发现双黄连口服液可抑制新冠病毒重庆市民连夜排队买》，采集时间：2021年5月27日。

② 同上。

发表社论《"双黄连抗新型肺炎"，未验证岂能乱放风声?》，称据丁香医生的调查，双黄连口服液还是不良反应发生率较高的药物。

2020年2月1日，辟谣消息一出，网民对于"双黄连口服液可抑制新型冠状病毒"的谣言有了更清晰的认识，虽然网络上的热度未减，但是线下聚众排队购药的人数已然减少。直至2月4日，网民对于双黄连口服液的讨论回归平静。

2. 事件总体发展趋势

整体来看，从1月31日首篇文章发布，到2月4日舆情降温，舆情仅仅持续了5天。在事件发展过程中，出现一个传播峰值，峰值在2月1日。随着央视新闻发布辟谣文章《公众连夜排队抢购，院士告诉你：双黄连对新型冠状病毒不具针对性》，舆情热度达到最高点。全网共有59 833条信息，其中微博平台传播量最为突出，达到43 449条。

在整个舆论发展过程中，正面信息有7 798条（占比7.89%），负面信息有28 169条（占比28.5%），中性信息有62 867条（占比63.61%），中性信息占据比例最大。

3."双黄连口服液可抑制新型冠状病毒"谣言舆情传播分析

各类媒体报道总数为98 834条，如图3-8所示，其中微博是主要传播渠

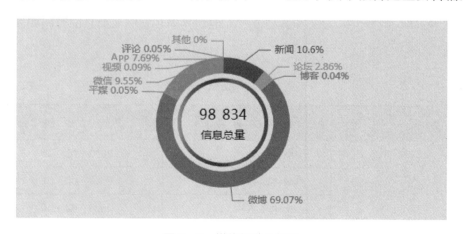

其他 0%
评论 0.05%
App 7.69%
视频 0.09%
微信 9.55%
平媒 0.05%
新闻 10.6%
论坛 2.86%
博客 0.04%

98 834
信息总量

微博 69.07%

图3-8 媒体报道分布图

道，占比最高，为69.07%。本次事件共有7 738家媒体参与报道，其中腾讯网发布的信息量最多，为2 007条。

此次舆情的主要传播人如表3-6所示。辟谣文章经由他们的转发，舆论热度迅速上升。

表3-6　主要传播人

序号	博主名称	粉丝数	转发时间	被转发数
1	知识分子	5 410 754	2020-02-01	693
2	医生妈妈欧茜	4 897 598	2020-02-02	532
3	刘春	12 860 502	2020-02-02	317
4	梨视频	47 208 284	2020-02-01	197
5	林瘦猫	591 038	2020-01-31	141
6	北国佳人李春姬	1 570 062	2020-02-01	131
7	是自发光体呀	1 009	2020-02-01	106
8	武志红	8 525 296	2020-02-01	92
9	时光犹存少年梦	138	2020-02-01	88

经由他们的传播，辟谣的效率大大提升。本研究将网络意见领袖分为政府、企业、媒体、微博个人大V和其他五类。他们具体转发辟谣消息的时间如表3-7所示。

表3-7　网络意见领袖

意见领袖	博主名称	转发时间
	微博甘肃	2020-02-01
	微博江苏	2020-02-01
政府	天津发布	2020-02-01
	宿迁之声	2020-02-01

（续　表）

意 见 领 袖	博 主 名 称	转 发 时 间
企　业	丁香医生	2020－02－01
	快科技 2018	2020－02－01
	陕西德盛传媒	2020－02－01
	腾讯新闻	2020－02－01
媒　体	中国新闻网	2020－02－01
	中国新闻周刊	2020－02－01
微博个人大 V	程序员的那些事	2020－02－01
	颐和吴老	2020－02－02
	命理师凌飞	2020－02－01
	踏山非子	2020－02－01
其　他	微博财经	2020－02－01
	黑猫投诉	2020－02－02

4. 辟谣微博网民评论分析

本舆情调查选取央视新闻发布的"双黄连对新型冠状病毒不具针对性"的辟谣微博的评论进行抽样研究。网民发布的评论共计 10 131 条，选取的有效评论共计 400 条，按时间顺序排列，汇总形成抽样框，主要从情绪态度和观点立场两方面对舆情评论进行分析。

（1）网民评论情绪态度划分

网民评论按情绪态度类型分为负面情绪、中立情绪、正面情绪三个类型。其中，负面情绪按照情绪程度分为愤怒性批评、怀疑性质问、讽刺性吐槽三个子类型。

负面情绪：

A. 愤怒性批评

负面情绪值最高，表现为评论中带有愤怒性的词语以及愤怒攻击性的语气。

B. 怀疑性质问

负面情绪值较低，表现为评论中带有质问性的词语以及对微博发布者的针对性询问的语气。

C. 讽刺性吐槽

负面情绪值最低，但在评论中透露出了"讽刺""嘲笑"的态度。

中立情绪：没有明显的带有正面或者负面倾向性的语言，表现为一种客观中立的情绪态度。

正面情绪：正面情绪表现为用明显的带有正面倾向性的言语表达支持、鼓励的态度。

具体的网民评论情绪态度分类如表3-8所示。

表3-8　网民评论情绪态度分类

分　类	情绪分类	细分态度
按情绪宣泄类型与言语倾向性划分	负面情绪	A. 愤怒性批评
		B. 怀疑性质问
		C. 讽刺性吐槽
	中立情绪	D. 中立态度
	正面情绪	E. 对辟谣平台的支持

（2）网民评论情绪态度数据呈现

400条有效评论的网民情绪态度分布，如图3-9所示。其中负面情绪评论数达336条，占比高达84%；中立情绪评论数次之，达48条，占比12%；正面情绪评论数最少，有16条，占比仅为4%。由此可见，超过八成的网民表现出负面的情绪态度，这种负面的情绪是对谣言源头的指责、对部分媒体不负责任的报道的愤怒。仅有约一成网民对官方辟谣保持着中立情绪，少部分网民表达出对辟谣平台的支持。

新冠疫情发展最迅速的1—2月份，互联网上传播的谣言加深了人们对于疫情的恐惧和不安。辟谣平台的评论区成为网民们发泄这种情绪的平台。

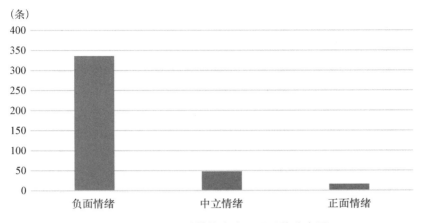

图3-9　网民评论情绪态度呈现总体分布图

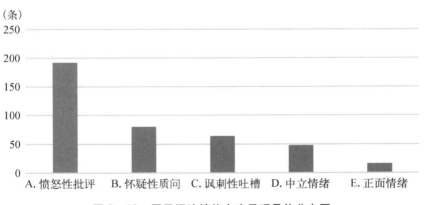

图3-10　网民评论情绪态度呈现具体分布图

五、典型案例的舆情分析

本研究选取了疫情初期两个舆情讨论最为激烈的事件作为典型案例进行研究，即"武汉协和医院物资不足，医务人员自制防护服"谣言传播事件和"双黄连口服液可抑制新型冠状病毒"谣言传播事件。本文通过对两个案例的发展过程进行梳理，分析事件舆论热度的变化规律，利用数据展现事件的总体发展趋势，分析两个官方辟谣微博的相关评论里网民不同情绪和观点立场的表达，并且对"双黄连口服液可抑制新型冠状病毒"谣言传播事件中起到关键作用的媒体进行了归纳分类。

从舆情延续的时间长短来看，"双黄连口服液可抑制新型冠状病毒"谣言传播事件仅持续了 5 天，而"武汉协和医院物资不足，医务人员自制防护服"谣言传播事件持续时间约 15 天，前者持续时间比后者短，这反映了谣言治理效果之间的差异。从谣言治理效果来看，"双黄连口服液可抑制新型冠状病毒"谣言传播事件尽管在谣言初期造成的社会影响更大，但第二天官方媒体迅速辟谣，谣言的社会影响得到控制。尽管"武汉协和医院物资不足，医务人员自制防护服"这一谣言对于现实生活所造成的社会影响不如前者大，但这种影响却反映在网民的评论中。

本研究通过分析两个典型案例，将"武汉协和医院物资不足，医务人员自制防护服"谣言传播事件和"双黄连口服液可抑制新型冠状病毒"谣言传播事件作对比，发现后者比前者显现出更高效率、更高认可度的谣言治理效果。本研究将对治理效果差异的产生进行进一步分析。

（一）民众：由未知产生的恐惧

"武汉协和医院物资不足，医务人员自制防护服"谣言传播事件中，民众将自己对于未知病毒的恐惧投射在了一线医护人员的身上。网民对于官方辟谣表现出明显的"讽刺""愤怒"情绪，言语中多有攻击性的词语，他们将对疫情期间担当重任的一线医护人员的同情和关注，转化为对不能给予充足的医疗物资的供给方的愤怒，辟谣的官方媒体也成了舆论声讨的对象。

而在"双黄连口服液可抑制新型冠状病毒"谣言传播事件中，人们的恐惧表现在他们对权威媒体的文章不加评判即做出行动。尽管在文章中研究院使用了如"广谱抗病毒""体外实验"等医学名词，但权威媒体发布时却没有将其转化为普通民众易于理解的口语化名词。"可抑制"一词被曲解为对治疗新冠病毒有效，人们似乎抓住了救命稻草，这个被曲解的谣言成了人们购药的驱动力。之后官媒辟谣，通过中国科学院专家的解答、媒体及时和高效率的传播，抢购药物的现象得到了及时控制。较之"武汉协和医院物资不足，医务人员自制防护服"谣言传播事件，"双黄连口服液可抑制新型冠状病毒"谣言传播事件的谣言治理更为成功。

（二）媒体：虚拟的平台，现实的镜像

本研究通过分析两个典型案例，发现"武汉协和医院物资不足，医务人员自制防护服"谣言传播事件与"双黄连口服液可抑制新型冠状病毒"谣言传播事件具有共同点。在新冠肺炎疫情背景下，官方媒体在民众心中是民众与社会治理主体直接对话的平台，人们希望官方媒体的报道和采访调查可以满足他们的诉求和回应其质询，这一点在"武汉协和医院物资不足，医务人员自制防护服"谣言治理中更为突出。

而"双黄连口服液可抑制新型冠状病毒"谣言传播事件则反映了人们对于官方媒体保持严谨求真、真实反映社会现实的期待。媒体不仅仅是平台，而更应该是反映现实的镜子。

六、对策

（一）信息真实公开化

谣言治理需从源头着手。治理谣言的有效途径是还原问题的真相并传播。政府应公开政务信息，各医疗单位应公开舆情相关的数据，媒体应联合科研机构发布权威科普文章。还应通过网络平台促进信息透明化、公开化，使得人们对于真相的掌握以及谣言的辨别有切实的依据。此外，互联网企业须充分发挥其平台优势，对谣言进行实时监控，为民众提供有效真实的数据。在此基础上，在面对谣言时，民众会具有识别能力，这样就可以从源头上阻断谣言的产生与传播。

（二）完善网络谣言治理体系

要提高重大突发公共卫生事件的网络谣言治理能力，还须构建以政府为主

导、专家团队配合、主流媒体传播为一体的多层次谣言治理社会体系。政府各部门之间应形成谣言识别的联动机制。在发现谣言后，上下级相关部门应及时识别谣言信息，并调查取证，确认谣言源头与传播路径，及时通过政府信息平台发布信息，还可与多元化的主流媒体合作，及时扩散辟谣信息。主流媒体应主动联系专家团队讲解、宣传与谣言相关的科学知识。

（三）打造权威辟谣平台

应对谣言，除了公开透明的信息系统、网络谣言治理的多主体协同系统，权威辟谣平台的建立也不可或缺。权威辟谣平台不仅仅是辟谣信息发布的平台，还可以是与民众形成良性沟通的平台。权威辟谣平台的相关媒体须重视、理解与把握网络的主要情绪，倾听网民的诉求，给网民提供参与舆情讨论的机会，并且与网民形成"对话"。此外，还可以在权威辟谣平台搭建多主体沟通交流的机制，不仅仅有媒体参与，还有科研团队、社会组织或管理部门的参与。当突发公共卫生事件发生时，网络中易形成谣言舆情、质疑舆情、求助舆情等多种舆情生态①，因此，建立权威辟谣平台、实现信息互通是舆情治理过程中的一种有效方式。

---

① 陈雅赛：《突发公共卫生事件网络谣言传播与治理研究——基于新冠疫情的网络谣言文本分析》，《电子政务》2020年第6期。

"飞刀"医生专家费问题的
网络舆情研究

一、前言

中国医生"飞刀走穴"一直是医疗界持续存在的现象，近年来也逐渐成为社会热议的话题。"飞刀走穴"指的是医生利用私人业余时间到任职医院以外的地方提供医疗服务，并收取劳动报酬的现象。[①] 自我国医疗事业发展以来，由于各地医疗资源分布不均衡，在市场供需调控机制的作用下，"专家会诊""飞刀走穴"已逐渐成为被大众接受的医疗服务，拥有广阔的市场。这条服务链上的患者、走穴医生、走穴医生供职的医疗机构和走穴的医疗机构，都会因此获利。据丁香园一项针对3 000多名医生的调查显示，有55%的医生称其所在医院的医生"飞刀"现象普遍，近三成医生表示自己曾经"飞刀"过。[②]

然而，"飞刀"医生与病人之间的医患关系却始终游走在法律边缘。1999年施行的《执业医师法》确立了我国医师的注册制度：只有通过国家统一考试的医生，才能获取执业资格。也就是说，医生只能在一家医疗机构注册，无法自由选择行医的机构，凡越雷池半步，便属于非法行医。由表3-9可见，自2009年起，医改方案开始探索"注册医师多点执业"，在社会各界引起广泛关注。然而，截至2013年，上级主管部门对医生多点执业管理上的探索，仍然是

---

① 左伶俐：《对我国医师"走穴"的立法思考》，《医学与社会》2006年第10期。
② 丁香公开课：《医生"飞刀"收费被患者举报，93%的医护支持收费》，采集时间：2020年12月8日，https://www.sohu.com/a/419355968_671769。

限制大于放开，约束大于推动，收效甚微。[①] 2014 年开始，行政管理上的限制逐步放开，2017 年《医师执业注册管理办法》出台，规定在其他医疗机构执业，只需备案即可，再也不需要获得原单位的批准。然而多点执业的申请仍然不自由。由此可见，这 20 年来在政策法规层面的探索并没有解决"飞刀"医生的合法性和规范性问题，除了小部分是按规定流程的院际会诊和多点执业，大部分"飞刀走穴"仍然活动于法律边缘。

表 3-9　我国医生行医制度发展的变化过程

重要节点	制　度　变　化
1999 年	医生只能在一家医疗机构注册行医
2009 年	开始探索"注册医师多点执业"
2017 年	在其他医疗机构执业，只需备案即可，不需要获得原单位的批准

"飞刀"医生的特殊身份，决定了他们每一次的"飞刀"行医，都冒着声名扫地的风险，应得的劳动报酬也被扣上了"红包"和"回扣"的帽子；原本出于善意的施救，开始带上了"赚外快""捞油水"的贬义色彩。因此，关于"飞刀"医生专家费问题的矛盾与冲突近年来频频爆发，网民关于"飞刀医生该不该收费？""该怎样收费？"的争论也层出不穷，"飞刀"医生的专家费问题一次次成为舆论热点。

二、研究设计

本研究以 2019—2020 年爆发的关于"飞刀"医生专家费问题的网络舆情为主要研究对象，结合往年的相关舆情资料，进行"飞刀"医生专家费问题的网络舆情研究。

---

①　钛媒体：《中国医生"飞刀"简史：医生到底是自由人还是单位人？》，采集时间：2020 年 12 月 8 日，https://www.tmtpost.com/4812068.html。

在研究方法上，我们采取在多平台热门文章的评论中进行抽样采集的方法，对各类态度进行分类和整理。同时，本研究也使用上海信息安全与社会管理创新实验室数据采集系统，来抓取全网范围内的相关信息，并获取整体舆情数量发展和舆情态度的数据。

在分析普通网民的态度和观点时，本研究以新浪微博、微信公众号、知乎为主要载体，结合多类新闻 App 进行内容的抽样、分类和分析，并且按照内容的热度、相关度等尽可能选择代表性强、态度明显的评论作为引用参考。在分析医生群体的态度和观点时，本研究主要选择微博认证为"职业医生"且有影响力的医疗大 V 博主，通过搜索他们关于"飞刀"和"专家费"的言论，结合各平台新闻稿中对医生的采访记录，进而整理和分析他们的态度与观点。在分析政府的态度和措施时，本研究查阅了多项政府发布的文件，尤其关注医生外出会诊政策管理和医疗服务定价体系。

三、普通网民的态度和观点

普通网民是"飞刀走穴"手术的潜在服务接受者，"飞刀"手术的存在深刻地影响着普通患者的救治机会，而高额的手术费用也可能使得普通的患者家庭负重不堪。由于"飞刀"手术在法律地位上的模糊性，网民们对于"飞刀"医生专家费有着不同的认知和态度，下文将从几个具体的舆情焦点来分析。

（一）收取专家费是否合理？

在舆论初期，面对是否应当给予"飞刀"医生专家费这一问题时，大部分网民持支持的态度，认为专家们应当获得应得的报酬；而少部分网民则不支持。以丁香园发起的微博投票为例，共有 4.2 万名微博用户对此发表看法，结果如图 3-11 所示。共有 1.6 万人认为这种行为容易产生医疗腐败，不应该在医院进行，但也有 1.3 万人认为这笔费用应该通过正规渠道给予医生，还有 1.2 万

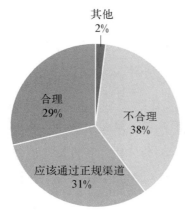

图 3-11 关于"你觉得收取专家费用合理吗?"的微博调查

人认为这种做法无可厚非，专家的优质服务应该体现价值①。由此可见，大部分网民认可专家费存在的必要性，但却对专家费收取的正规性存疑，也对专家是否会趁机贪污持怀疑态度。总体上来说，网民对生活中常见的不规范的私下交易行为接受度较低。

通过对知乎问题"医院在做手术时收专家费合理吗?"的 206 条评论的收集与整理②，可以发现普通网民的态度主要有以下几种：① 支持收取专家费，认为这是合理的报酬；② 反对收取专家费，认为该费用应当由医院承担；③ 表示不知道是否合理，但自己一直是这样做的。在这三种态度中，认为收取专家费合理的评论占据最大比例。

从表 3-10 可以发现，44% 的网民支持"飞刀"医生收取专家费，认为一分付出一分收获，水平更高的专家应当拥有更高的工资。如网友"@ 王若枫"表示："同样的操作会给你不同的结果，这个不同需要你花钱买。你不想花这个钱，可以不用专家，用一般医师。"③ 这说明大部分网民认同不同的收费等级对应不同的医疗服务水平，理解"专家"身份的特殊性，认同他们更强的专业能力，并接受专家们获得额外收入。这一方面体现了网民对优质医疗服务资源的认可，另一方面也展现了网民对医生薪资的认可态度，越来越能够珍惜优质的医疗资源，理解医生的付出与功劳。

同时，也有 26% 的网民认为在普通手术费的基础上额外收取专家费是不合理的行为。他们认为，治病救人是医生的天职，不分高低贵贱，而这种不按规定办事、私自向患者索要专家费的行为本质上就是在欺诈老百姓的钱财。他们

---

① 丁香园：《医生飞刀收一万红包被录像投诉，究竟伤害的是谁?》，采集时间：2020 年 12 月 8 日，https：//mp. weixin. qq. com/s/vyGXnf-G6bGOQuXMU3mY3Q。

② 知乎问题"医院在做手术时收专家费合理吗?"，采集时间：2020 年 12 月 8 日，https：//www. zhihu. com/answer/146643613。

③ 知乎用户"@ 王若枫"，采集时间：2020 年 12 月 8 日，https：//www. zhihu. com/answer/146889680。

坚持明文规定至上的原则，普遍希望相关部门加大监管力度以杜绝这种侵害老百姓权益的行为。

表3-10 普通网民对收取"飞刀"手术专家费的态度

态　　度	条　　数	占　　比
收取专家费合理	91	44%
收取专家费不合理	54	26%
不知道但跟着做	49	24%
其　他	12	6%

另外，也有相当一部分网民表达了自己对专家费问题的模糊态度，占据了24%的比例。这部分网民心中并没有对专家费产生强烈的认同或反对的情绪，甚至可能并不了解专家费的具体流向和在各项政策规定中的地位，只是当作生活中常见的一种现象来看待。如网友"@刘老六"说："我不知道合不合理，但我们都是这么做的。"① 还有许多网民也在此回答下分享了自己或亲人接受"飞刀"手术的经历，表示大家都是这样做的，医生提了，自己愿意就交了，并没有去考虑这是否合理。尽管他们对专家费"该不该收""收多少""怎么收"等问题并没有明确的态度，但也一直没有去细究其合理性，并通过自身实践默认了专家费的存在。这说明当下许多患者对于国内医疗收费体系的了解过少，第一反应都是按照医生说的做而不是根据自己的判断，一部分人盲从于医生的指令，这一特点也可能体现在医疗服务的其他方面。这同时也说明了我国医疗服务收费制度还不够透明和普及，让老百姓真正弄懂医疗服务的方方面面还有很长的路要走。

（二）患者的选择权是否被侵犯？

在多起涉及"飞刀"手术专家费纠纷的事件中，引发矛盾的往往是举报

---

① 知乎用户"@刘老六"，采集时间：2020 年 12 月 8 日，https：//www.zhihu.com/answer/146633631。

"飞刀"费的患者方，而针对患者或患者家属事后举报行为的动机，网民开展了激烈的争辩。一部分网民提出质疑：在实际执行"飞刀"手术的过程中，是否能够保证患者的知情权和选择权？例如在"河南滑县新区医院患者偷拍视频举报'飞刀'医生收取专家费"一事的讨论中，部分媒体的报道中有"手术前半小时才告知患者"的表述，迅速引发众多网友对于患者是否拥有选择权的质疑：院方和专家是否存在故意拖延到临近手术时间才告知患者家属，来变相逼迫患者家属不得不同意的情况呢？部分网民还指出了更多可能侵犯患者知情权和选择权的行为，例如院方是否在征得患者家属同意前就私自请来了"飞刀"医生，以及当地医师是否故意夸大病情，渲染出非请"飞刀"医生不可的恐慌情绪，等等。这些质疑反映了部分网民对医疗体系信任度不高的现状。

也有网友认为，医生与患者之间本就是特殊的关系，一场手术也许是医生可有可无的选择，却可能是一个患者唯一的救命稻草。从这个意义上来看，患者本就是"别无选择"的。难道当有更优质的医疗服务摆在你面前时，你会选择不去尝试吗？这些观点展现了网民对于医患关系的思考。

（三）"飞刀"费用是否虚高？

无论是北京天坛医院专家收取的万元"飞刀"费还是哈尔滨专家的四千元专家费，在经媒体曝光和舆论发酵后，都被打上了"价格虚高"的标签，成为部分网民攻击医生"狮子大开口"的理由。通过整理发现，在大多数案例中，"飞刀"费用往往是普通手术费的好几倍，远远超出了患者的承受范围，许多举报行为就是基于此产生的。网民们表示，对于患者来说，金额小还可以勉强接受，而金额太大则会白白吃亏。由于缺乏明确的收费标准，具体专家费用金额一般是医生和患者私下商定的，并且在实际操作中，医方占据着主导地位，这就给予了医方更多随意喊价的空间。但与此同时，也有网民发表了对医生群体的理解与支持，他们认为国内医生的薪资待遇一般，这么高尚和难以胜任的职业值得拥有更高的薪资。

（四）曝光是全社会的福利还是会造成全社会的负担？

部分网民对患者寻找媒体曝光专家费的行为表示支持，他们认为"不破不立"，只有把事情闹大了，引发足够的关注，才能够得到上级部门的重视，问题才能被彻底解决。并且，对于个人来说，曝光会带来短期可见的成效；对于社会来说，曝光终将促使更优的管控方案出现。

但也有网民认为曝光不是明智之举。在当前医疗资源分布不均的现状下，"飞刀"手术已经成为一个有规模的巨大市场，并且具有相当的必要性。贸然曝光专家费的行为破坏了原本稳定的"潜规则"交易，可能会导致之后的交易无法再继续进行下去，表面上看，这部分患者拿回了专家费，但其造成的后果却需要全社会来承担。这体现了部分网民对因我国医疗资源分布不均而导致的"治病难"的深切担忧。

四、医生群体的态度和观点

医生群体作为"飞刀"手术的提供者，是专家费问题的直接参与者和矛头对准方，对于"飞刀"医生收取专家费，他们拥有最切实的体会，也常常在微博、微信、知乎等平台发表相关看法。通过对热门内容的整理，可以从以下几个角度来分析医生群体对"飞刀"费的看法和态度。

（一）选择"飞刀"手术的原因

1. 当前的薪酬待遇不足

绝大部分医生在谈及"飞刀"手术时都会谈到的一点就是工资太低。按照现有文件规定，如果通过正规流程外出诊疗，专家获得的会诊费和手术费非常有限，而且流程繁琐，因此，专家们往往更倾向于选择更能够体现自己价值的"飞刀手术"。医生们表示，原本自己薪资就不高，若通过正规渠道外出手术，则手术费用又会大打折扣[①]。这种回报与付出之间的强烈不对等使得医生们加

---

① 丁香园：《医生"飞刀"收一万红包被录像投诉，究竟伤害的是谁？》，采集时间：2020 年 12 月 8 日，https://mp.weixin.qq.com/s/vyGXnf－G6bGOQuXMU3mY3Q。

入了"飞刀"的队伍，绝大部分医生支持"飞刀"专家费。

2. 综合聘用关系、人事因素、行医自由度、个人选择等的考量

除了对薪资待遇不满，许多医生选择外出"飞刀"也是考虑了多种因素。十几年来的政策调整虽然从表面上放宽了医生外出就诊的条件，推行了"多点执业"，但在实际实施当中，现有医疗机构大多并不支持"多点执业"，许多院长甚至还会阻挠医生外出就诊。因为医生去别的医院"多点执业"，无疑会影响在本院的工作，甚至带走一部分患者，影响医院的营收。做了将近二十年"飞刀"医生的黎志说，他不注册一个多点执业点，就是因为"医院里还有很多限制。多点执业一旦注册，医院院长很难看不到，你注册得多了，院长肯定不高兴"①。而一旦有第二执业点的备案，极大程度会影响个人在体制内的升迁和福利待遇；要知道，管理层和医生之间不仅仅是业务管理关系，还存在人事依附的上下级关系。囿于复杂的晋升机制和人事关系，许多医生不敢选择官方注册的多点执业，只能私下去做"飞刀"手术。不仅如此，"飞刀"手术的行医时间、地点都更自由，能够由"飞刀"医生本人来安排和掌控；部分医生也希望自己不被困于体制内而选择更自由的执业方式。综合多种个人和环境因素，医生群体被迫或主动地选择了"飞刀"手术。

（二）对举报者的态度

1. 谴责不道德、不诚信的行为

对于患者做完手术之后举报违规专家费的行为，绝大部分医生的态度是愤怒和无奈。他们认为，部分患者明明之前已经同意"飞刀"费，却在享受完医疗服务后反悔，这是不守诚信、不讲道德的行为。口头约定没有法律效力却有道德约束力，医生群体对此行为表示谴责，普遍与被举报的医生共情，并对被举报的医生表示同情。也有许多医生表示无奈，没有白纸黑字的协议只能吃哑巴亏，并认为这是广大医务工作者在日常工作中常常吃的亏。

---

① 健康界：《中国医生"飞刀"简史！》，采集时间：2020 年 12 月 8 日，https：//new.qq.com/rain/a/20201103A0GUSA00。

2. 感到寒心

面对许多患者认为医生做"飞刀"手术只是为了捞钱的误解，医生们纷纷表示寒心。许多医生表示自己去做"飞刀"手术主要是为了积累经验、提高业务，很多被请去做"飞刀"手术的专家还会在开刀时边讲边做，来帮助其他医疗单位开阔视野、精进技术。他们认为医生们苦心钻研却不能得到患者的理解，反而被倒打一耙，扣上了"贪污受贿"的罪名。严重的信息不对等造成了患者和医生之间巨大的认知偏差。

五、政府的态度与措施

（一）医疗资源分配不均

1. 无法抑制的市场需求

"飞刀"手术存在的根源来自我国医疗资源分配不均的问题。《中国医院竞争力报告（2017—2018）：医院蓝皮书》指出，医疗资源分配不均是我国重大疾病面临的最大问题[1]。廖杰远在由《中国企业家》杂志社主办的 2019（第十八届）中国企业领袖年会上发表演讲时讲道："中国医疗体系最大的挑战，是医疗资源分布不均衡。中国有近 14 亿人口，但基本局限在 1 442 家三甲医院，这导致大医院人满为患，小医院门可罗雀。"[2] 大、小医院在医疗设备、医药资源、医护人员配置等方面均存在较大差异，城乡医疗差距也十分明显。短期内不可能消除的医疗资源分配不均问题必然催生出新的就医模式，这也是"飞刀"手术在几十年来始终存在的根本原因。

2. "多点执业"政策的推行

为了解决"飞刀"手术的合法性问题，十几年来，政府一直在探索"多点执业"政策。2009 年，中共中央、国务院文件提出"促进不同医疗机构之间人

---

① 腾讯网：《健康有保》，采集时间：2020 年 12 月 8 日，https：//new. qq. com/omn/20181103/20181103G00UAP. html。

② 新浪财经：《中国医疗体系最大挑战是医疗资源分布不均》，采集时间：2020 年 12 月 8 日，https：//finance. sina. com. cn/hy/hyjz/2019-12-11/doc-iihnzhfz5233104. shtml。

才的纵向和横向交流，初步研究和探索注册医师多点执业"①。2012 年 2 月，国务院医改办在全国遴选了条件较为成熟的 10 个城市（北京市西城区、上海市长宁区、哈尔滨、青岛、芜湖、武汉、成都、贵阳、焦作和宝鸡）进行医师多点执业试点工作。随后，医师多点执业试点逐步在全国推开。② 在多点执业政策的发展过程中，多点执业由"审批制"转向"备案制"，多点执业职称从"高级"降为"中级及以上"，执业地点由"定点制"扩大为"区域制"，对医生的限制和管理逐步放开。2017 年 4 月，我国《医师执业注册管理办法》正式实施。除了线下执业，线上执业也逐渐有了政策保障。2018 年 7 月，国家卫健委发布的《互联网医院管理办法（试行）》提出要对医师执业注册进行有条件的适度放开。③ 有数据显示，截至 2019 年 6 月，全国约有 10 万名医师进行了多点执业。

政策在鼓励医生多点执业的同时也在加强对医生外出会诊的监管。2016 年，在多点执业政策出台 7 年后，河南省加强了医师外出会诊监督管理，下发《关于进一步加强医师外出会诊监督管理工作的通知》。2020 年，国家卫健委办公厅发布《关于印发 2020 年医疗行业作风建设工作专项行动方案的通知》，重点整治医务人员收取回扣、药企违规营销等行为，其中也包括"飞刀走穴"④，忽紧忽松的政策使得医生们对于国家支持医生外出会诊的态度产生了怀疑。

总体来说，目前多点执业政策的实施效果不佳。"医学界智库"于 2020 年 6 月发起了"2020 医生多点执业调查问卷"。数据显示，在近一年内，52.6%的医生并没有进行过多点执业，29.2%的医生有过 1—2 次，而在进行过多点执业的医生当中，80%以上均只有 1 家或 2 家多点执业医疗机构。在医院支持态度调查中，43.7%的医生表示自己所在医院对多点执业没有明确表态，31.8%的

① 《中国青年报》：《中共中央国务院关于深化医药卫生体制改革的意见》，采集时间：2020 年 12 月 8 日，http：//zqb. cyol. com/content/2009-04/07/content_ 2611061. htm。

② 李岩、王曼维、李笠、姚红燕、徐莉、刘秀茹：《我国医师多点执业试点进展、问题及对策》，《卫生软科学》2019 年第 12 期。

③ 中国教育在线：《2020 医师多点执业最新消息》，采集时间：2020 年 12 月 8 日，https：//zige. eol. cn/zhiyeyishi/kswtdy/202008271525564246. html。

④ 健康界：《中国医生"飞刀"简史！》，采集时间：2020 年 12 月 8 日，https：//new. qq. com/rain/a/20201103A0GUSA00。

医生表示自己所在医院明确反对多点执业，只有 24.5% 的医生表示自己所在医院支持医生多点执业①。由此可见，选择多点执业的医生仍然较少，并且多点执业在实际实施中仍然存在较大阻碍。推行多点执业政策，道阻且长。

（二）医疗服务价格之争

1. 难以衡量的医疗服务费

除了"飞刀"手术的合法性，"飞刀"手术专家费的争议之一还在于服务价格。不同于医用药品、医用设备的明确定价，手术费价格本身就是难以衡量的。专家费难以定价的特性给予了"飞刀"手术乱收费的空间，收费等级没有依据标准，可能导致天价专家费的产生，从而引发患者对"飞刀"医生的质疑，并导致医患矛盾。

2. 政府指导下的医疗服务价格

关于医生外出会诊的定价问题，相关文件中仅有 2005 年发布的《医师外出会诊管理暂行规定》第十五条指出："会诊中涉及的治疗、手术等收费标准可在当地规定的基础上酌情加收，加收幅度由省级价格主管部门会同同级卫生行政部门确定。邀请医疗机构支付会诊费用应当统一支付给会诊医疗机构，不得支付给会诊医师本人。会诊医疗机构由于会诊产生的收入，应纳入单位财务部门统一核算。"② 然而其中"酌情加收"仍然是一个模糊的概念，可见，政府在管理医生外出会诊定价方面的制度仍有所欠缺，这也给予了专家费随意要价的空间。但是，政府在不允许医生本人私收红包方面管理十分严格，体现了其严肃打击贪污腐败等不当行为的决心。

并且，政府指导下的会诊费用始终处在较低水平。以北京地区为例，如果是主任医师级别的专家，当地规定的市内会诊费用为 100—300 元，外埠会诊费

---

① 医学界智库：《部分医生多点执业月收入超 5 万？2020 多点执业调查报告发布》，采集时间：2020 年 12 月 8 日，https：//www.sohu.com/a/400317941_ 467288。

② 中华人民共和国卫生部令第 42 号《医师外出会诊管理暂行规定》，采集时间：2020 年 12 月 8 日，http：//sctcm.sc.gov.cn/sctcm/gjjzc/2006/3/7/f6a29e610ef44e4d89beb20c17d80b54.shtml。

为 300 元—500 元不等。按照这个标准收费，医院可以给患者开具收费票据。[①]
我国整体的医疗服务定价体系中，往往呈现出部分药物、技术定价持续走高，
而给予普通医务工作者的劳务费用却普遍偏低的特点，这也导致了部分医生对
薪资待遇的不满和对高额专家费的渴求。在医患私下交易的"飞刀"手术中，
专家费是由市场决定的；而当专家费转向由政府统一调控时，又可能因为"一
刀切"导致新的不平衡。从多年的政策变化来看，国家卫建委和各地政府关于
医疗服务价格管理问题的相关政策一直在不断更新，但对于医师外出诊疗定价
问题的关注度和精确度还稍显不足。

六、案例分析

（一）案例整理

近几年来，患者举报"飞刀"医生私收专家费的案例屡见不鲜，"飞刀"
医生专家费是一个老生常谈的话题。表 3 - 11 是 2019—2020 年间引发较大网络
舆情的与"飞刀"医生专家费相关的案例。

表 3 - 11　典型案例整理

时　间	案　例
2019 年 4 月	徐州沛县中医院骨科医生因向要实施椎间孔镜手术的患者收取 1.1 万元外请专家会诊金及设备耗材费，被患者家属当成索要红包举报
2019 年 5 月	柳州市人民医院发函为患者请广东省人民医院两位医生来做心脏瓣膜手术，医院向患方收取 3.5 万元专家会诊费，术后家属公开发帖质疑
2019 年 9 月	山西省洪洞县患者韩某因脑梗在洪洞人民医院接受北京天坛医院专家的"飞刀"手术治疗，术后一条录制医生私收患者 1 万元红包的视频被曝光
2020 年 8 月	河南滑县患者接受上海专家的斜颈手术治疗，在医生办公室缴纳 3 000 元现金时，乔先生进行了偷拍并求助媒体曝光维权

---

① 丁香园：《有医院要求医生退还过去所有"飞刀"收入：站着挣钱的日子还有多远？》，采集时间：2020 年 12 月 8 日，http://www.dxy.cn/c/wxpub/733054。

这四个事件都属于"飞刀"手术结束后，患者曝光医生私自收取专家费的情况。其实除了这四个引发较大网络舆论声量的案例，在这两年间还存在着无数起"飞刀"手术专家费的交易，大部分患者都认可这一交易"潜规则"，但也有一部分患者事后反悔，要求追回专家费。这类事件能够引发大量舆情讨论说明媒体和网民对于"事后变卦""医患纠纷""涉嫌贪污"等话题的关注。一方面，许多媒体乐于接受患者的投稿并曝光收取专家费的"飞刀"医生；另一方面，网民也容易被天价费用和医患矛盾这类话题吸引视线。

但这些事件也存在一些差异，从舆情反应来看，舆论的态度与专家费金额的大小、收取方式等都有一定的关系。例如，3.5万元专家费比3 000元专家费更易受到网友质疑和攻击。患者与医生事先沟通好的情况也更易得到舆论支持，而在手术前半小时才告知家属的情况则更易于招致负面舆论。另外，笔者也发现，从2018年、2019年到2020年，曝光方式由患者独自曝光向寻找媒体曝光、由患者文字描述向事先准备好视频转变，可见越来越多的患者以之前的某些案例为前车之鉴，早早为自己准备好了退路。

（二）典型分析

尽管每次舆情讨论都非常激烈，但专家费之争的现状却没有得到改善，只是随着时间流逝逐渐被大家淡忘。2020年8月份发生的河南患者偷拍视频举报上海专家收红包事件将此话题重新拉回网友视线。

1. 事件经过

2020年8月底，一名患儿因斜颈到河南省安阳市滑县新区医院做肌性斜颈矫正手术，该类手术的一般治疗费用为400元。然而手术前半小时，家属被告知，因手术难度较大，专门请了上海专家进行手术，要收3 000元专家费。于是，家属一边缴了费，一边偷偷录像取证，手术成功后，要求退回专家费。经河南民生频道报道后，医院退还了患者家属这笔专家费。该院院长在接受采访时表示，医院不允许医生向患者收取专家费，该事件是违规的，专家费用会如数退还给患者，涉事医生也会依法严肃处理。滑县卫健委负责人也表示，专家费是不允许收的，如果收了属于私自收费。

2. 舆情概览

此事一经媒体曝光就立刻引发大量讨论，如图 3-12 所示，从 8 月 17 日 0 时至 11 月 16 日 23 时，全网有关"飞刀医生"的舆情总量为 23 822 条。其中，舆情最高峰出现在 8 月 31 日，共 7 168 条信息①。可见，网民对此事的讨论大多集中在事件刚被曝光后的一两天内，这体现了网络舆情爆发速度快、更新速度快的特点。

数据分析工具：鹰眼速读网

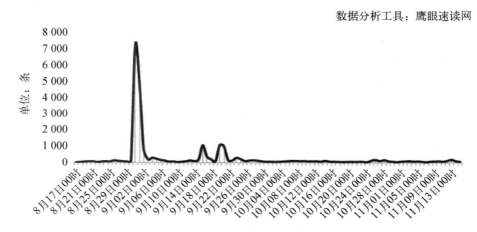

图 3-12 舆情发展趋势

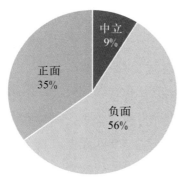

图 3-13 情感态度分析

如图 3-13 所示，从情感态度上来看，绝大部分网民对此事表现出负面态度，占比为 56%，其次为正面态度，占比为 35%，中立立场较少，占比为 9%。

3. 观点分析

通过对新浪微博、新闻 App、微信公众号、知乎等平台上网友的评论内容进行抽样和分类分析，笔者发现，网民的负面态度主要有攻击举报

---

① 丁香园：《有医院要求医生退还过去所有"飞刀"收入：站着挣钱的日子还有多远?》，采集时间：2020 年 12 月 8 日，http://www.dxy.cn/c/wxpub/733054。

者、讽刺举报者、感慨我国医疗资源分布不均、对媒体表示失望等几类。网民对举报者的攻击大部分源自对未来就医形势恶化的担忧，这体现了大众心中普通百姓看病难、看难病更难的印象。而言论上的讽刺等则显示了部分网民过于偏激的特点，从中也可窥见当今网络舆论环境之不稳定和情绪化。

而网民的正面态度则主要分为支持举报者，呼吁"飞刀"手术流程和收费合法化两类。这些正面态度的言论既表达了对"飞刀"医生专业性的质疑和对患者的理解，也表达了网民对于涉事医生受到处罚的支持。从好的方面来说，这体现了更多网民对医疗服务透明化的支持和切实参与医疗监督、维护患者权益的意识，但同时也体现了医生群体在部分网民心中的负面刻板印象，这需要医患之间进一步的沟通和社会媒体等多方面的引导来加以控制。

七、反思与建议

（一）有效应对"飞刀事件"舆情

无论个人还是媒体都需要从客观的角度来看待问题，强化社会责任感，为解决"飞刀"医生专家费问题提供健康的舆论环境。

1. 网民应警惕仇医情绪

从之前的案例分析中就能看出，约90%的网民在面对"飞刀"医生专家费纠纷时态度强烈，情绪激动，并伴有部分过激言语，仅有不到10%的网民保持中立立场。这体现了当下网络舆情两极分化的特点，网民们易于在只了解到一部分事实时就轻易"站队"，言辞激烈，难以保持冷静的立场。尤其是遇到这种与"医疗"和"红包"相关的敏感话题，当大众在心里预设医方对患者享有绝对的话语权、是绝对的利益既得者时，便易于产生医生借职务之便"捞油水"的想象。在此类舆情事件中，也不乏大肆宣扬和传播仇医情绪的患者和媒体，这将会进一步加深医患矛盾。因此，网民和媒体在看待"飞刀"医生专家费问题时，应当站在客观的角度，基于事实展开讨论，而非依据有限的个人经验进行恶意揣测，更不应该在发表观点时肆意攻击或诅咒意见不合者，而应理智讨论，为"飞刀"医生专家费问题的解决提供方案。

2. 院方应建立合理应对机制

在医生外出会诊和"飞刀走穴"的问题上，院方应当作出明确的规定，并积极应对相关的医疗舆情。此前大多数医院的做法都是等到媒体找上门采访时才肯给出回应，这将加深网民心中医院"拒不负责"的形象，不利于舆情的控制和正面解决。并且，院方在接受媒体采访时往往只是道歉，承认院方的过失，却不讲述事情发生的原因，也不讲述之后会对此类行为如何规范。这可能会导致患者和网民的疑惑与不满，从而引发新的舆情。因此，院方应当积极监测相关医疗舆情，保持开放沟通的态度，以保证在面对此类舆情时做到及时回应、有效回应，最大限度地回答大家心里的疑惑，明确表达自己的态度，以更有效地控制舆情发展、避免舆情恶化。

3. 媒体应正确发挥引导作用

在目前的案例中，媒体大多只起到了煽风点火和激化矛盾的作用，它们在报道时避重就轻，刻意强调"人民医生""涉嫌贪污"等字眼，尤其喜欢添油加醋，如烘托出患者家庭困难的形象，来打造新闻看点，但却让报道带上了偏向性。并且，鲜少有媒体能够在事后继续跟进报道具体事件，如院方的保证是否能做到？此次事件又会对双方甚至今后其他患者就诊造成怎样的影响？这均体现了当下部分媒体目光短浅、一味追求流量与热点的特征。

目前我国医患关系尚未达到理想状态，医生防患者，协议一个接一个签；患者防医生，录音偷拍应有尽有。这折射出了医患之间不断加深的不信任感，双方互相戒备、互相防范。尽管这在整体医患关系中只是一小部分，但仍然需要得到重视和解决。媒体过度关注医疗行业的负面新闻，无形中使大众加深了对医方的负面印象，即使信息有误也鲜少被追责。因此，媒体应当在报道时保持客观的立场，对网络上医生群体的形象负责，也可以多多为医生群体提供发声的渠道，帮助公众维持正确的认知，肩负起传播主流价值观的使命。面对医疗舆情时，媒体应避免用医患矛盾吸引视线，而应当保持理性和冷静，积极解决问题，让媒体成为社会伤痕的愈合剂，而非撕裂者。

（二）完善医生外出就诊管理政策

"飞刀"手术专家费被频频举报的背后，是我国医疗资源分配不均的社会现实和有关政策规定的缺失，这需要我们进行深入的反思。我国医疗资源分配不均的社会问题是长期存在的结构性问题，尽管国家一再要求优质医疗资源下沉，让异地患者不用到大城市就能享受到完善优质的诊疗服务，也一直在重视人才培养，但效果却并不显著，医疗资源分配不均的社会问题不是一朝一夕就能改变的。而为了从根源上满足患者对优质医疗资源的需求，更有效的措施应当是推行医生"多点执业"政策，将核心放在完善医生外出就诊管理政策上。为了解决现有政策的不足，我们可以从以下几个方面来考虑：

1. 解决"飞刀"手术专家费合法性问题

政府应当继续探索医生"多点执业"的管理政策，对其专门立法，规定医生外出就诊的申请流程，明确医生外出就诊的合法界限，为医师人才的流动提供法律依据和保障，解决好分配和补偿制度。同时，应当确立医生外出就诊的收费程序和收费标准，为患者出具相关发票凭证，也及时向医生支付劳务报酬，真正做到所有环节都有法可依。

2. 降低患者和医生的不安全感

对于患者来说，"飞刀"手术存在着比常规手术更高的风险，患者对于这类手术仍然持有怀疑的态度。因此，在政策方面应当细化"飞刀"手术的规范性，如对医生的专业能力和参与资格进行考评；确保术前术后医患双方的充分沟通，避免医生不了解患者状况就来、术后没有善后就走；确保对患者病情的客观告知，明确邀请"飞刀"专家的必要性和合理性；等等。

对于医生来说，"飞刀"手术一方面存在着被患者举报的可能，另一方面也承担着手术失败被患者追责的巨大风险。因此，相关政策需要明确双方医疗机构的责任划分，为潜在的医患矛盾和医疗纠纷提供法律依据和解决方案，从而使得医生更放心地开展多点执业工作。

3. 平衡好专家费与医生的积极性

在确定专家费的收费标准时，应当避免政策上的"一刀切"。在避免高额专家费、打击贪污腐败的同时，也要保证劳务费用对专家的吸引力。"一刀切"的收费政策无法体现专家的价值，医生的积极性不高。因此，可以将医生的职称、手术的难度、来回的距离等，以及其他可操作化的因素作为参考，制定一个明确的差异化的收费标准。政府不能一味压低专家的劳动报酬，而应当适当加大对他们的福利补偿，并形成合理可控的薪资差距。但同时也要控制好专家费和普通手术费的差距，以避免大医院的医生纷纷"出走"，从而影响其所在医院的日常经营和手术数量。

抗疫医护人员待遇问题的
网络舆情研究

一、前言

在抗疫过程中，医护人员无疑是中流砥柱。他们自始至终冲在抗疫一线，为了广大人民群众的生命财产安全不怕感染、不怕辛劳、不怕牺牲。因此，疫情期间，对医护人员的舆情评价无疑是正面积极的，新闻媒体也着重报道、展示医护人员的正面形象。当疫情趋于稳定后，各地政府针对抗疫医护人员提供的补贴优待也引起了网民的广泛讨论。如，北京抗疫一线医护人员家中老人可免费临时托养，天津有职称评审倾斜、照顾子女入学政策，上海优先安排抗疫一线医务人员补休或疗休养，湖北为一线医务人员子女中考加分 10 分，等等①。

近年来，医务人员在互联网社交平台上的风评已经好转许多，尤其是疫情期间，网民们能更深刻地感受到医务人员的辛苦和奉献。但这种舆论态势是否有"造神"的倾向呢？以微博为代表的互联网社交平台是了解社情民意的有力工具，尽管网络舆情未必能够代表全部民意，但是管中窥豹，其对线下真实民意确有反映作用②。因此，本研究主要通过微博中的舆论态势来分析抗疫医护人员待遇问题的总体网络舆情，进一步了解在疫情这一特殊背景下如何对医护人员进行激励的问题，并借此来分析舆论对医务工作者的影响和医护人员待遇方面存在的一些问题。

① 搜狐网：《关爱抗疫一线医护人员，各地"放大招"！》，采集日期：2020 年 12 月 4 日，https：//www.sohu.com/a/376799350_456029。
② 刘长喜、侯劭勋：《从"一边倒"到"渐思考"：医疗卫生行业网络舆情研究报告（2014）》，华夏出版社，2015。

二、研究设计

本研究主要以新浪微博为数据搜索工具，收集各地对抗疫一线医护人员的补贴政策，并对收集所得信息进行内容分析，以探究网民对抗疫医护人员待遇问题的观点。具体的研究设计如下。

首先以"抗疫医护"和"补贴待遇"为主要关键词在新浪微博内进行高级搜索，选取相关话题中评论数过百的微博，并对其微博内容进行整理、记录，编制相应的数据库；数据库内容包括微博总条数、有效评论数、转载量等①。最后，对收集到的微博内容进行分析。本研究重点关注相关政策微博下网民的评论，并根据网民的整体情绪将针对抗疫医护人员待遇的政策分为正面舆情和负面舆情两大类，从而进一步分析该政策的适用性以及整体舆论对医务工作者的影响。同时，在分析过程中，本研究也会将相关媒体报道的倾向和政府对相关舆情的回应作为补充材料进行分析。

考虑到微博有效评论中所涉及的信息量不够充分这一局限性，本研究运用上海开放大学信息安全与社会管理创新实验室数据采集系统，在全网范围内补充抓取相关信息，从而对微博平台的内容分析作出有效补充。②

三、舆情状况

监测时段内，以鹰眼速读网为工具进行搜索，可得全网有关"抗疫医护人员待遇"的信息内容，以正面信息为主，占比为 75.3%，其次为负面信息，占比为 22.7%，中立信息较少，占比为 1.9%。从总体的情感分析可以看出，网民对抗疫医护人员获得应有待遇普遍持支持态度。从后续具体的政策梳理中也可

---

① 刘长喜、侯劭勋：《从"渐发声"到"敢行动"：医疗卫生行业网络舆情研究报告（2015）》，上海三联书店，2017。
② 同上。

以看出，即使是负面的情绪也不是针对抗疫医护人员的，更多的是对政府政策制定的合理性以及补贴待遇落实不到位的不满。

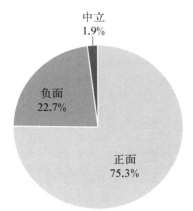

数据分析工具：鹰眼速读网

图 3 - 14 抗疫医护人员待遇的总体情感分析①

（一）正面舆情

在针对抗疫医护人员待遇的政策中，涉及薪酬补贴和调休补偿的政策，网民的情绪基本都是正面的。在这些正面情绪中，值得注意的是，网民不仅认可医护群体值得拥有高薪酬，还会因为当地政府推出的补助政策而产生对地方政府的认可和对身为该地域居民的身份认同。

1. 各地公开补助政策

2020 年 3 月，各地政府陆续公布了对援鄂医疗队的一线医务人员以及其他抗疫医护人员的补助政策。国家卫生健康委、财政部也联合印发《关于做好中央派遣支援湖北省新冠肺炎疫情防控医务人员生活保障的通知》（国卫办财务发〔2020〕3 号），明确落实有关政策和经费来源。

表 3 - 12 部分省份对援鄂医疗队的补助政策②

省　份	补　助　政　策
天　津	临时性的工作补助相应标准提高 1 倍且免征个人所得税，薪酬水平提高 2 倍
四　川	援鄂期间每人每天予以补助 600 元，薪酬水平提高 2 倍
贵　州	临时性的工作补助相应标准提高 1 倍，薪酬水平提高 2 倍
吉　林	每人每天予以补助 600 元，薪酬水平提高 2 倍，一次性发放慰问金每人不少于 5 000 元

---

① 鹰眼速读网，采集日期：2020 年 11 月 16 日。
② 根据相关省份卫健委发布的材料和网络资料整理而成。

（续　表）

省　份	补　助　政　策
海　南	临时性的工作补助相应标准提高 1 倍，薪酬水平提高 2 倍
山　东	每人每天 200 元的标准发放伙食补助费
内蒙古	临时性的工作补助相应标准提高 1 倍，每人每天予以补助 300 元
广　东	每人发放慰问金 5 000 元
甘　肃	临时性的工作补助相应标准提高 1 倍，薪酬水平提高 2 倍
山　西	临时性的工作补助相应标准提高 1 倍，薪酬水平提高 2 倍，每人 6 000 元的一次性慰问补助

网民对各地的政策都表现出了十分明显的支持态度。网民们认可医护人员在疫情期间的付出和辛苦，进而愿意在医护人员待遇得到改善时发声支持，甚至这种正面的支持声能够在网上形成合流，成为网民对自身所在省市形成认同的一种方式。

同时，网民们也更加理性地认识到将补助落实到位才是最重要的，而这也为医疗自媒体和微博大 V 曝出抗疫补助发放标准问题后网民情绪的爆发埋下了伏笔。

2. 全国景区发布福利政策

2020 年 4 月，全国绝大多数景区陆续开放，它们都纷纷表示在一年内对全国医务工作者实行免门票政策。

虽说一张门票不贵，但这一举动无疑是十分暖心的。更有许多本地市民在评论区为当地旅游部门的决定点赞，并热情地欢迎医务人员来游玩。这一政策获得的普遍好评，体现了网民对医护人员的尊重和对自身所处地域的认可。

（二）负面舆情

正如前文所说，负面舆情中的情绪并不是针对医务工作者的负面情绪。相反，更多的是网民出于对医务工作者的支持、对政府政策的合理性以及不及时的政策执行的不满而产生的负面情绪。但当政府制定的政策的合理性和网民的利益产生冲突时，如编制问题和考学加分事件，网民也会在对政府产生负面情绪之余，对医务工作者产生一定的负面情绪。任由其发酵的话，很容易使近几年趋于平稳的医患关系再一次变得紧张。

1. 抗疫补助发放不当

2020 年 3 月，陆续有医疗自媒体和微博大 V 曝出，一些地方、医院有收回或停止发放疫情防控医护人员补助的情况。

表 3－13　部分抗疫补助发放不当事件及相关回应

事　　件	回　　应
云南彝良某医院申请放弃抗疫补助①	重新兑现，责成医院整改
陕西安康某医院院长的补贴超一线医护人员②	涉事医院领导被免职
鄱阳县医护人员的抗疫补助被收回③	声称是根据最新文件收回隔离时的补贴
西安某医院医护人员称 4 个月未拿到抗疫补助④	补助已发到医院，正督促医院核算

如此种种克扣抗疫医护人员福利待遇的事件不仅导致医务工作者情绪较大，网民也十分不满。事实上，国家卫生健康委人事司副司长段勇在 2020 年 3 月初各省公布补贴政策时便已表示，临时工作补贴的范围，以是否直接接触疑似患者、确诊患者为依据；临时工作补贴的发放，以实际参加现场患者救助的工作情况为依据。临时工作补贴根据一线医务人员承受风险的不同，补贴标准分为

---

① 新浪微博"@云南吃喝玩乐游"，采集时间：2020 年 12 月 22 日，https：//weibo.com/3854341557/Iz8u8EmIy？refer_ flag＝1001030103_ &type＝comment#_ rnd1608650898469。

② 新浪微博"@三联生活周刊"，采集时间：2020 年 12 月 22 日，https：//weibo.com/1191965271/Ixjn7ywTv？refer_ flag＝1001030103_ &type＝comment。

③ 新浪微博"@头条新闻"，采集时间：2020 年 12 月 22 日，https：//weibo.com/1618051664/IC5rr2pmp？refer_ flag＝1001030103_ &type＝comment。

④ 同上。

两档①。这个在之前被网民忽视的标准问题，因为基层补助发放混乱的状况，一瞬间引爆了舆论。绝大多数网民认为只要参与了抗疫工作，基层的医务人员和工作人员都应该得到相应的补助和福利。疫情的暴发本身就是对政府公信力和应对能力的一次大挑战，在这场舆论风波中，网民更是和医护人员们站在一起，对政府克扣医务人员补助和福利的行为表示愤怒。

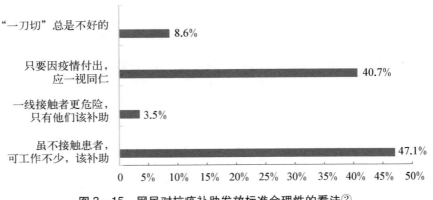

图 3－15　网民对抗疫补助发放标准合理性的看法②

正如网友"@再当杯酒言欢"所言，新冠疫情得到有效控制，凝聚着全国各地普通医护人员的心血和付出。不论政策本意如何，首先要接地气和有同理心，绝不能做出让基层寒心的事情。抗击疫情是国家行动，是总体战。各省市凡是进入公共卫生响应状态的都是一线，既是战时，又何来前后方之分？

根据医学界网站统计的数据，2020 年 4 月，有近 40% 的医务人员在疫情期间一天也没休息，超过 60% 的医生感受到了工作量的增加，但仅有 10% 的医务人员收到补助，甚至 50% 的医务人员只能拿到基本工资③。赤裸裸的数据不仅

———————————

　　①　新浪微博"@人民日报"，采集时间：2020 年 12 月 5 日，https：//weibo.com/2803301701/IxF5MgNDK？type＝comment。

　　②　新浪微博"@姆们说"，采集日期：2020 年 12 月 5 日，https：//vote.weibo.com/h5/index/index？vote_id＝2020_536029_-_c864bb。

　　③　新浪微博"@医学界网站"，采集日期：2020 年 12 月 5 日，https：//weibo.com/2780297340/IBzt3blGK？filte＝hot&root_comment_id＝0&type＝comment#_rnd1607156684840。

让医务人员心寒，也让网络舆论持续发酵，甚至走向医院自负盈亏是否合理的讨论。

总体来说，补贴发放不当所引起的舆情风波矛头指向的都是当地政府。网民们基本都站在医护人员的立场上义愤填膺地指责当地政府。我们可以从中窥见医护人员在互联网舆论中地位的提升。如何进一步提高执政能力并且利用互联网与网民达成良好沟通，是新时代背景下政府需要思考的问题。

2. 援鄂医护人员破格转入事业编制

2020 年 3 月 4 日，人力资源社会保障部印发《关于切实做好新型冠状病毒感染的肺炎疫情防控期间事业单位人事管理工作有关问题的通知》，要求各地进一步做好疫情防控期间各类医务人员的及时奖励工作，重点向疫情防控救治一线作出突出贡献的医务人员倾斜①。随后，全国多地，如广东、湖南、河北等省份的各个城市，便开始启动一线抗疫医护人员入编的"绿色通道"。

4 月中旬，安徽池州市东至县委编委召开会议，将该县三名支援湖北的医护人员由县总医院人民医院院区聘任人员转为事业编制。而此次对三名医务人员的奖励也是该县首次开启绿色通道为编外工作人员破格转编②。《凤凰周刊》报道的这则新闻在微博上引起了广泛讨论，仅评论区参与讨论的网民就超过1 000 人。该政策在主流媒体的报道和政府公告中大都是以正面典型出现，但在网民群体中引起了不小的争议。这也是这项政策得到了部分网友的肯定，但本研究将其列为负面舆情的原因。

网民对医护人员抗疫的付出还是普遍认可的，但评论区中也出现了不少对此政策的质疑声。网民的负面评论暴露了这一政策的一些不合理之处：一是在去编的改革形势下，编制却赫然成为特殊时刻医护人员的奖励；二是公平性问题，这无论是对参与抗疫的在编医护人员还是对其他一线工作人员都是不公平的；三是这一政策确实存在可供人为操作的空间。因此，此次事件和补贴发放

---

① 医学界：《多地速批，这些抗疫医务人员入编！》，采集日期：2020 年 12 月 23 日，https：//www. cn-healthcare. com/articlewm/20200320/content-1096885. html。
② 新浪微博 "@凤凰周刊"，采集日期：2020 年 12 月 23 日，https：//weibo. com/1267454277/IE2yAv5eB？refer_ flag＝1001030103_ &type＝comment。

不当事件的相同点是，都容易导致网民对政府的公信力产生怀疑，而区别则是，此次事件更多的是由于编制内外待遇差异引发的。政府出于好意大力宣传的正面政策却在互联网上引起了巨大争议，这就要求政府在政策制定的过程中多思考政策可能造成的舆情后果。

四、典型话题——抗疫医护人员子女中考、高考加分事件

通过对整体舆情状况的梳理，研究者发现在抗疫医护人员待遇这一问题上，网民普遍认可医护人员的付出并支持医护人员获得应有的待遇，甚至会为医护人员受到的苛待打抱不平。但这个"应有的待遇"更多的是聚焦于金钱和假期的补偿，当涉及社会资源时，部分网民就会对这一"待遇"产生怀疑。因此，在典型案例的探讨中，研究者选择了"抗疫医护人员子女中考、高考加分"这一事件进行具体分析，详细展示网民中支持方和反对方的具体观点。

2020年6月，武汉市教育局发布通知，称将对2020年疫情防控一线医务人员子女，在其中考考试成绩总分基础上加10分后进行录取，实行计划单列。外地疫情防控一线医务人员子女在武汉就读，并符合今年中考报名资格的，比照本地新冠肺炎疫情防控一线医务人员子女执行①。随后，个别省市也公布了类似政策。在这一事件上，网络舆论不再呈现明显的一边倒支持医护人员的趋势，网民观点鲜明地分成了支持方和反对方，反对方的声音甚至压过了支持方。

（一）支持方

1. "加分"是对医务人员的回报

部分网友认为医务人员在疫情最危险的时候奋战在一线，加分政策体现了政府与人民群众对他们的肯定与关爱。这类观点完全肯定了医务工作者为疫情

---

① 新浪微博：《加分！免考！抗疫一线医护人员福利来了！》，采集日期：2020年12月6日，https：//weibo.com/ttarticle/p/show？id＝2309404516445940744324。

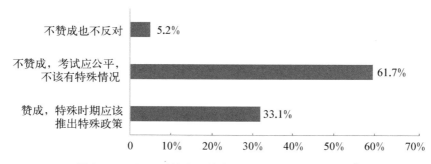

图 3−16　网民对抗疫医护人员子女考试加分的态度①

所作出的贡献，也体现了医护人员在互联网中正面形象的提升。

2."加分"无法克扣，是实实在在的福利

联想到之前抗疫补助发放不到位的情况，有网民认为给医务人员子女加分是实实在在的福利。"@甜味丧奶茶"说道："给抗疫医护人员子女考试加分应该是最不能作假的奖励方式了，有人说应该直接给医护人员现金奖励，可是发钱的话，这钱真能到他们手里吗？让人流血、流汗、流泪的时候不谈公平，说起那点微薄的奖励倒谈起公平了。"② 此类观点的产生是由网民在克扣补助事件后的不信任感导致的，但此类观点忽视了加分政策同样存在漏洞，稍显偏激。

（二）反对方

1.教育资源稀缺，应该保证中考、高考的公平性

反对方认为加分政策会影响中考、高考的公平性。当当网创始人、早晚读书创始人李国庆在视频节目《言之有李》中表示，反对抗疫医护人员子女高考加分，教育资源稀缺，应该保证高考的公平性③。当前教育资源稀缺，所有考生拼实力，医护人员子女加分，无形之中会给那些想要靠自己努力读一个好大

---

① 新浪微博"@曾鹏宇"的微博投票，采集日期：2020 年 12 月 6 日，https：// vote. weibo. com/ h5/index/index？ vote_ id＝2020_ 481185_ -_ b6a637。

② 新浪微博"@ 甜味丧奶茶"，采集日期：2020 年 12 月 7 日，https：//weibo. com/6538252671/ JeIOKzmZK？ refer_ flag＝1001030103_ &type＝comment。

③ 新浪微博"@ 新浪新闻"，采集日期：2020 年 12 月 7 日，https：//weibo. com/2028810631/ IzsAZbEXq？ type＝comment。

学的孩子造成心理负担①。

2. 草率的"加分"政策存在漏洞

也有部分网友开始思考这一政策的局限性，认为政府的决策过于草率。首先，当时驰援武汉的并不只有医护人员，还有许多运输物资以及协助防控的志愿者，他们同样是冒着极大的风险为抗击疫情作出了贡献。"@用的 minzi"指出："如果作出贡献就可以加分，你加得过来吗？在岗位上坚守阵地，也是作贡献，为啥不给清洁工的子女加分？万众一心，全民都在抗疫，不是某一个人的功劳。"② 其次，即使是医护人员作出的牺牲更大，也不是所有的医护人员都刚好有一个 2020 年准备参加中考或高考的孩子。就像"@水流云在 80066"所说："个人觉得这个举措欠妥，奖励医务工作者没问题，可是不应该用这个方式。试想，如果有两个同样奋战在一线的医务工作者，一个人的子女今年中考，另一个人的子女去年中考，那对那个去年子女中考的医务工作者是不是不公平？"③

3. 利用社会资源作为奖励，是政府失职

还有网友更是尖锐地指出，如此草率的加分政策体现的是政府的失职，是将本应由政府承担的责任转移到了公众身上。有网友说："对政府来说，是最廉价的奖励；对医护人员来说，是最实惠的获得；对其他家长和社会来说，是最大的不公平。"④ 此类观点最直截了当地表达了为何反对方的网民会如此愤怒，因为政府牺牲了普通民众的公平竞争机会，本质上是在将政府的责任转嫁给普通民众。

研究者相信所有的奖励政策本意都是为了感谢医护人员所作出的巨大贡献，但政府应当更多地在物质和精神方面给予全体抗疫医护人员奖励，如提高薪酬

---

① 《2020 江苏事业单位面试热点：给抗疫医护子女考学加分，你同意吗？》，采集日期：2020 年 12 月 7 日，http：//js. zgsydw. com/ziliao/20200723/9199_ 1. html。

② 新浪微博"@用的 minzi"，采集日期：2020 年 12 月 7 日，https：//weibo. com/7454813916/J54UkteB1？refer_ flag＝1001030103_ &type＝comment。

③ 新浪微博"@中国新闻周刊"的微博评论区，采集时间：2020 年 12 月 7 日，https：//weibo. com/1642512402/J4Eu0foG6？refer_ flag＝1001030103_ &type＝comment#_ rnd1607307131964。

④ 同上。

待遇。除此之外，政府还要加强宣传，在全社会营造尊医重卫的良好氛围，提升医务人员的职业荣誉感、成就感，持续改善医患关系①。

五、反思与建议

抗疫医护人员待遇问题事实上是长久以来国内医护人员待遇问题的一个缩影。虽然经过了一系列的薪酬改革，医务工作者的薪酬水平仍然较低，浮动薪酬与固定薪酬倒置现象仍然存在，付出与收入不成正比是广大医务工作者对薪酬不满意的主要原因，绩效考核指标多是影响薪酬激励效应的重要因素②。种种问题的存在使得医护人员在待遇问题上本身就存在诸多不满。随着近些年医务工作者在互联网上风评的好转，再加之医护人员在抗疫过程中的突出表现，医护人员的待遇问题成为互联网的热议话题。本研究通过关注抗疫医护人员的待遇问题，对在抗疫这一特殊背景下如何对医护人员进行激励和如何改善医护人员待遇这两个问题提出相应的建议。

（一）政府方面

1. 与时俱进，把握互联网时代宣传阵地

网民明明普遍都是支持政府给予医护人员补助的，却屡屡因为政府的草率决策和宣传重点错误而产生不满。网民的不满，部分是由于政府的草率决策引起的，如抗疫医护人员入编、子女加分等政策，但也有相当一部分情绪来自错误宣传。

互联网是如今接近民意最为快捷有效的渠道，如果政府先一步放弃这块阵地，那必然导致网民对政府的误解不断加深。因此，政府在决策过程中，首先要深思熟虑，在作决策之前要思考政策可能导致的网民情绪及后果，防负面舆

---

① 《2020 江苏事业单位面试热点：给抗疫医护子女考学加分，你同意吗？》，采集日期：2020 年 12 月 7 日，http://js.zgsydw.com/ziliao/20200723/9199_1.html。
② 张春瑜：《中国三级公立医院医生薪酬、期望薪酬和薪酬满意度的多水平空间分析》，博士学位论文，北京协和医学院，2019。

情于未然。其次，对政策的公布以及进一步的解释要更加亲民，建立相应的政策解释渠道或平台。政府不能为了少说少错而拒绝与网民沟通，更不能只一味宣传一线人员无私奉献的精神，还要顺应新时代群众的期待，展现对为人民服务、奉献的英雄的合理回报。

2. 政策执行要接受网民监督

本舆情研究发现的另一个问题便是政府在执行政策过程中的疏忽也很容易引起网民的负面情绪。如部分地区在补贴政策的执行过程中出现了或多或少的问题：或是地方医院领导贪污补助，或是地方政府监督不力……种种执行上的问题不仅导致政策无法实现其应有的效果，更是会使政府失去网民的信任。因此，政府在政策的执行上要公开透明，稳步推进，自觉接受网民监督。政府只有持续给予网民正反馈才能更好地收获网民对政府的信任。这是对政府执政能力的要求。

（二）网民方面

1. 总体趋于理性，展现尊医重卫氛围

整个话题讨论中，网民对于医护人员的情绪还是整体较为理性的，他们能够与医务工作者共情，希望医护人员能够获得应有的报酬和补助，也不要求抗疫医护人员高风亮节、无偿地牺牲和奉献自己。在本次舆情研究中，网民并没有明显地表现出对医生的"造神"倾向，而是更多地将自己在职场中所遇到的困境和医务工作者对标，从而和医护人员共情。同时，网民在抗疫医护人员待遇问题上的积极发声也督促了政府在医护人员待遇方面的工作，为医护人员获得应有的待遇作出了贡献，体现了医护人员网络声誉和地位的提升。

2. 存在部分仇官情绪，需要警惕

在网民为医护人员发声的同时，一些对政府政策的制定和执行表达不满的声音使得互联网中的仇官情绪有所上升。这一方面体现了互联网时代网民对政府执政能力的要求有所提高，另一方面也说明了网民也需要在纷杂的网络信息

中保持理性分析的能力，而不是受到部分无良媒体或营销号的影响。

（三）如何对医护人员进行补贴和激励

1. 物质层面

物质层面的补贴是对医护人员最贴近实际的激励，也是人民群众所期待的。通过此次舆情可以明显看出，网民并不需要医护人员高风亮节、无私奉献。因此，在这一层面上，政府应该承担起责任，确保补贴政策的执行和落实，保证每一位为抗疫作出贡献的医务工作者都能获得相应的回报。医院也应该为抗疫奋战的医护人员提供相应的假期补偿，让辛苦的医护工作者好好休息。

2. 精神层面

精神层面的激励同样十分重要。对抗疫医护人员的表彰以及整个社会对医护人员的正面评价都是对医护人员奋战在一线的精神激励。精神激励是物质激励的辅助，物质层面的激励是有限的，精神层面的激励是持久的，物质激励应和精神激励相结合。

3. 社会资源层面

相较于前面两个层面的激励，在社会资源分配上的激励则更应该谨慎。无论是入编事件还是加分事件，都体现出在这一层面上的决策稍有不慎，就会引起网民对公平问题的质疑，从而导致网民认为政府推卸责任而产生负面情绪。对医护人员的激励作用也很有可能起不到预期的效果，反而可能导致网民对医护人员的正面态度的转变。因此，政府在选择这一激励方式时，需要谨慎思考可能产生的舆情。

（四）医护人员待遇如何改善

1. 增加医护人员收入，提高医护人员待遇

一方面，政府应该加大财政对医疗卫生事业的投入，应进一步承担起解决医务工作者薪酬问题的责任，而不是完全依靠医院自负盈亏；另一方面，医疗

机构内部的编制问题也是值得关注的。破格入编的政策之所以会引起争议，自然是编内编外的待遇差异使得合同制的医护人员产生了不满的情绪，认为自己做同样的工作却无法享受到相同的待遇。虽然说编制确实能起到一定的激励作用，且医护劳动也无法完全推给市场，但编制不应该成为衡量医务工作者工作能力的唯一标准，从而影响他们的薪酬待遇。提升合同制医务工作者的收入和待遇同样也是解决医护人员待遇问题的关键点。

2. 对医务工作者的额外劳动作出相应补偿

在医疗行业，许多医护人员的工作时间都是远超八小时的，疫情期间更是如此。如此大的劳动强度，如果无法给予相应的回报，医护人员对薪酬的满意度自然难以提高。国内医疗资源紧张导致医护人员需要加班是客观事实，如果在补贴待遇上还做不到位只会使医务工作者越来越少，从而陷入恶性循环。我国目前医护人员的收入是基本工资加绩效工资，类似项目制而不是工时制，在绩效工资的基础上对医护人员超出工作时间的额外劳动进行补偿，也不失为一种提高医护人员待遇的方法。

3. 加强宣传，为医务工作者减负

医疗行为的特殊性就在于概率。即便医务人员按照最严谨的诊疗流程规范操作，也存在误诊和疗效差的概率。这个时候就需要考察诊疗流程，如果这个流程是符合规范的，是严谨的，那么医生应该是免责的。事实上，目前的相关法律也是这么规定的。然而，在医疗纠纷处理过程中，大多数医生仍然被结果正义裹挟，即便诊疗流程合法合规，仍然会被扣一个次要责任，这就很伤人心。这就需要正确的社会舆论引导，利用互联网平台让广大网民了解医务工作者的工作性质和工作的艰辛，增强社会对医务人员的理解和支持，为医务工作者减负。宣传工作做得到位，也能很好地缓解医患之间的矛盾，从而减少医闹事件。

4. 承诺务必兑现，忌开空头支票

医护人员待遇方面存在的另一个问题是，政府的承诺和医护人员的实际获得之间存在落差。虽然一系列的医疗改革和医护薪酬制度改革都在稳步推进过

程中，但现阶段医护人员的工作强度和工作收入之间依然存在比较突出的问题。这就要求政府在解决医护人员的待遇问题上更多从实际出发，将承诺给医护工作者的待遇尽快全面落实，而不是在需要医护人员在一线奋战时给出临时许诺，事后在落实细则上却出现各种各样的问题，令医护人员寒心。

尊重现实与人民的作品才能叫座又叫好

——《最美逆行者》《在一起》舆情研究

一、前言

2020 年 1 月，春节将近的喜庆氛围因新冠疫情而变得凝重。全国人民众志成城，凝心聚力，共同抗疫。来自全国各地的医疗队火速整装，奔赴疫情重灾区；雷神山、火神山的建设日夜不停，全力推进；海内外同胞、友人积极募捐，筹备物资。最艰难的抗疫记忆不仅仅留存在网络报纸中，更留在每个人的记忆里。

医务人员是这场抗疫战斗中顽强不屈的战士，他们始终奋战在前线，在物资与防护最缺乏的时刻，他们也从来没有后退。广大医务人员以对人民的赤诚和对生命的敬畏，争分夺秒，连续作战，承受着身体和心理的极限压力①。

医护人员让人感动、感激，全国上下对医护人员的敬意空前高涨。各地纷纷出台对抗疫医护人员的奖励政策，不少商家为医护人员提供特别折扣，许多景区对医护人员开免费参观之门。2020 年 9 月 8 日，在北京举行的全国抗击新冠肺炎疫情表彰大会上，习近平总书记强调："广大医务人员是最美的天使，是新时代最可爱的人。"

抗疫是全国人民的共同记忆，文艺作品是集体记忆的载体。两部抗疫剧《最美逆行者》《在一起》立足于这场疫情防控人民战争，根据真实人物与事迹

---

① 《在全国抗击新冠肺炎疫情表彰大会上的讲话》，采集时间：2020 年 12 月 4 日，https://news. china. com/zw/news/13000776/20201015/38855346. html。

改编，通过电视剧这一通俗流行的艺术创作方式记录历史。优秀的文艺作品能激励人心，带给人民群众更深远持久的精神感动。抗疫剧是文化输出的捷径，写实的抗疫剧能展现普通中国人民抗击疫情的实况，是国际舆论场上维护国家形象的利器。

《最美逆行者》与《在一起》都是立足疫情的主旋律电视剧，其目的本在于宣传抗疫事迹、凝聚人民共识、成为历史载体，可从舆论来看，《最美逆行者》不仅没能完成目标，还招来一片骂声，《在一起》却超额完成了目标。

二、研究方法

从知乎问题"如何评价 2020 年抗疫电视剧《在一起》?"① 下的 615 个回答和"如何评价在 CCTV - 1 播出的电视剧《最美逆行者》?"② 下的 2 409 个回答中，按点赞数从多到少分别抽取 100 个回答。

在微博平台搜索《最美逆行者》电视剧相关微博，由于网民评价分散，不同态度的评论没有集中在一条微博下，所以选取以下两条热门微博，并从两条微博中分别抽取点赞数前一百的评论进行分析。一条由"@ CCTV 电视剧"官博于 9 月 21 日发布的话题为#最美逆行者#、标题为"首部抗疫题材电视剧《最美逆行者》——荧屏上的抗疫群英谱"的微博③，转发数达 15 871 次，评论数达 7 163 条，点赞数达 117 287 个。一条由"@ 湖废湖"于 9 月 18 日发布的话题为#请最美逆行者停播#、内容为"转发 3.8 万被删除，就以为没人存了吗?"的微博④，转发数达 98 347 次，评论数达 8 943 条，点赞数达 368 258 个。

本文将抽取的回答与评论按照"负面""中立"和"正面"三种态度分类，

---

① 知乎:《如何评价 2020 年抗疫电视剧〈在一起〉?》，采集时间：2020 年 12 月 4 日，https：//www. zhihu. com/question/421812874。

② 知乎:《如何评价在 CCTV - 1 播出的电视剧〈最美逆行者〉?》，采集时间：2020 年 12 月 4 日，https：//www. zhihu. com/question/420945233。

③ 新浪微博，采集时间：2020 年 12 月 24 日，https：//weibo. com/2030112487/JlHsICutf? type = comment#_ rnd1610428924806。

④ 新浪微博，采集时间：2020 年 12 月 24 日，https：//weibo. com/3246105043/Jlf6DciMM? type = comment#_ rnd160883668936。

并统计各种态度占比。

《最美逆行者》知乎回答的态度如表 3－14 所示，《在一起》知乎回答的态度如表 3－15 所示，"@ CCTV 电视剧"官博前 100 条评论的态度如表 3－16 所示，"@ 湖废湖"前 100 条评论的态度如表 3－17 所示。

表 3－14　《最美逆行者》知乎回答的态度

有 效 性	数量（占比）	态　　度	数量（占比）
有效	98（98%）	正面	0（0%）
		中立	0（0%）
		负面	98（100%）
无效	2（2%）	/	/

表 3－15　《在一起》知乎回答的态度

有 效 性	数量（占比）	态　　度	数量（占比）
有效	98（98%）	正面	89（90.82%）
		中立	5（5.1%）
		负面	4（4.08%）
无效	2（2%）	/	/

表 3－16　"@ CCTV 电视剧"官博前 100 条评论的态度

有 效 性	数量（占比）	态　　度	数量（占比）
有效	99	正面	89（89.9%）
		中立	0
		负面	10（10.1%）
无效	1	/	/

表 3-17　"@湖废湖"前 100 条评论的态度

有　效　性	数量（占比）	态　　　度	数量（占比）
有效	99	正面	2（2.02%）
		中立	0
		负面	97（97.98%）
无效	1	/	/

三、舆情概况

《最美逆行者》是由中央广播电视总台出品，总台影视剧纪录片中心、中国国际电视总公司与中国广播电影电视节目交易中心制作的首部抗疫题材电视系列剧，于 2020 年 9 月 17 日开播。

《在一起》于 2020 年 9 月 29 日开播，是一部由国家广电总局指导、国家卫健委和上海市委宣传部的大力支持、上海广播电视台集结国内一线电视剧制作力量筹拍的"时代报告剧"。该剧由单元故事组成，以"抗疫"期间各行各业真实的人物、故事为基础，讲述了平凡人挺身而出参加全民抗疫的故事。

《最美逆行者》在不同平台的舆情呈现不同特点，微博上出现一边倒的正面评价与一边倒的负面评价；知乎则是一边倒的负面评价，在抽取的回答中，负面评价达到了 100%。《在一起》在不同平台的舆情基本为正面评价，偶尔有中立或负面评价。

（一）整体周期

电视剧《最美逆行者》和《在一起》的舆情波动如图 3-17 所示，两部电视剧在播出几天内就迎来了舆情巅峰，舆情趋势大致相同，热度相当。

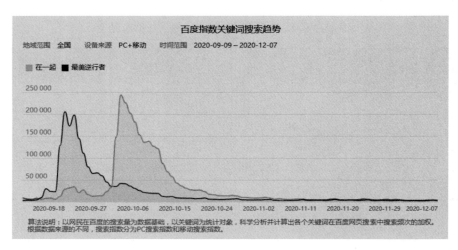

图 3-17　舆情波动

（二）舆情内容与特点

电视剧《最美逆行者》和《在一起》的舆论主体大致可以分为三类——网民、自媒体与官方媒体，不同主体的舆情聚焦各不相同。

1.《最美逆行者》

（1）网民评价

由于网民评价分散，从微博评论态度占比看，不同微博下的评论两极分化严重，所以接下来本文将呈现网民正面评价与负面评价分别聚焦在何处。

① 正面评价——疫情写照　致敬英雄

正面评价主要聚焦在电视剧内容和观众情感共鸣上。网友认为《最美逆行者》采取单元剧的形式，全方位、多角度地展示了真实的抗疫故事。网友"@青衫着水墨"评论道："因为工作时间关系，没有全程看完，只是看了几个单元，虽然每个单元都是独立的，都是不一样的故事，但又都是描述抗疫的故事。因为我也经历了这一场疫情，所以看剧的时候很专注，有被女军医、护士姐姐、公交女司机、吴医生、小溪、萌萌、蔡妈、蔡丁，还有今晚的老周、小唐等人的故事感动。"① 这条评论收到了 1 370 个赞。

---

① 新浪微博，采集时间：2020 年 12 月 24 日，https：//weibo.com/3246105043/Jlf6DciMM？type＝comment#＿ rnd160883668936。

② 负面评价——歪曲事实 质疑审查

《最美逆行者》多处情节，甚至是一些单元剧的人物形象引起网友热议，被认为涉及歧视女性。知乎用户"更美所长最会看脸"对于"市公交公司组建抗疫运输队，全部男司机主动报名，一女司机在领导点名后报名"这一情节感到不解和愤怒："难道女性没离婚有家庭，就不敢奔赴抗疫一线？参加运输队的男司机，也都有家庭啊！还有女性参加抗疫运输队，叫凑热闹？"① 部分网友认为这段情节将女性塑造成专注小家，没有大局精神、风险意识的角色，是一种对女性的矮化，"凑热闹"这种台词更体现了编剧无意识的歧视。

知乎一匿名用户认为："创作自由不意味着可以没有底线地歪曲事实……这些英雄们，首先是战士，然后才是男人/女人，我不认为这部剧的创作者只是侮辱了哪个性别，我认为他们侮辱了所有战士。"②

矮化女性不仅仅是歧视女性，更是对抗疫英雄的侮辱，现实中支援湖北的4.26万名医护人员中，三分之二是女性。

在电视剧场景方面，医护人员的仪容整洁精致，并且他们没有在必要的场景中佩戴口罩。电视剧中还存在多处医学常识错误，在医护人员紧缺、救助工作繁重的情况下，多名医护人员围着一名患者转，而且医院空荡的空间、宁静的气氛更是与现实不符。③

某些单元剧的故事主题与抗疫无关，更像是在运用疫情背景，讲述鸡毛蒜皮。知乎用户"吴所不能-开拓"评论道："作为一部需要展现灾难中伟大人性的主旋律作品，它完全没有找到故事的主要矛盾点在哪里。抗疫片，主要矛盾点，往宏观了说，是人类和病毒的矛盾；从个人来说，是生与死的矛盾……但《最美逆行者》的矛盾点，全都在内部：你属下觉悟不够，你同事能力不行，你

---

① 知乎，采集时间：2020 年 12 月 5 日，https：//zhuanlan. zhihu. com/p/257038333。
② 知乎，采集时间：2020 年 12 月 5 日，https：//www. zhihu. com/question/420945233。
③ 知乎，采集时间，2020 年 12 月 5 日，https：//www. zhihu. com/search？q＝%E5%A6%82%E4%BD%95%E7%9C%8B%E5%BE%85%E6%8A%97%E7%96%AB%E5%89%A7%E6%9C%80%E7%BE%8E%E9%80%86%E8%A1%8C%E8%80%85&type＝content。

老公不允许，你婆婆瞧不起你，你老婆不理解你，你的病人发神经……"①

每一位观众都是疫情的亲历者，对于这段共同历史，只有平实地回望，才是对历史的尊重，也是对每个人的尊重。

更令网友疑惑的是——既然电视剧歪曲现实，为什么还能通过审查？有关部门的审查标准到底是什么？

（2）自媒体评价

微信公众号上发布的阅读量10万+的文章，在评价电视剧《最美逆行者》时主要还是聚焦在"电视剧歧视女性"上。

公众号"张德芬空间"于2020年9月28日发表了文章《〈最美逆行者〉口碑暴跌：无视女性社会价值，是我们共同的悲哀》，阅读量超过10万人次②。除此之外的几篇微信文章都聚焦在"性别不平等"这一点上，在现下网络性别矛盾热度高的情况下，这些微信文章抓住了吸引注意力的关键词。

（3）官方媒体评价

《光明日报》刊登文章《人民需要为时代明德的好作品——评首部抗疫题材电视剧〈最美逆行者〉》，认为该电视剧在主题表现、情感叙事和时空叙事三方面表现优秀，是短片电视剧复苏的探索与良好开端，虽然在人物刻画和一些细节方面不够准确，但仍然是一部瑕不掩瑜的现实主义作品③。中国日报网、《人民日报》等官方媒体都发文表示肯定。除了发文肯定，官方媒体还积极推动《最美逆行者》走出国门，9月23日起，《最美逆行者》面向全球，在许多国家陆续播出。电视剧海外播出能够体现中国国情、塑造中国形象、影响国际舆论，《最美逆行者》走向海外肩负重担，这一举动即重视、肯定该电视剧的信号。

（4）舆情特点

《最美逆行者》舆情表现出"微博情绪两极分化，官媒网民态度不一"的

---

① 知乎，采集时间：2020年12月5日，https：//www.zhihu.com/question/420945233/answer/1482431153。
② 微信，采集时间：2020年12月24日，https：//mp.weixin.qq.com/s/d3CboCtxcxds7bxGf5bg_ A。
③ 同上。

特点。在微博上，网民对《最美逆行者》的评价呈现出两极分化的特点，不同热门微博下的评论态度或是一边倒地倾向正面，或是一边倒地倾向负面。

从《光明日报》《人民日报》等官方媒体对于《最美逆行者》的一致好评可以看出，该剧作为国内第一部纪实抗疫电视剧，其地位与重要程度不言而喻。播出前，"@CCTV电视剧"官博就在积极宣传，播出后更是积极推动其走向海外。而网民却在电视剧播出第二天就创建话题#请最美逆行者停播#。官媒的积极评价与网民的批评形成鲜明对比，官媒宣传、推广《最美逆行者》与网民要求停播《最美逆行者》完全是两种截然不同的态度。

2.《在一起》

（1）网民评价

网民对于电视剧《在一起》的评价总体较好，但仍然存在负面评价。

① 正面评价——还原现实　抒情克制

网民认为《在一起》还原度高，场景真实，基本没有医学错误，塑造了坚强又脆弱的真实人物形象，也展现了抗疫期间紧张、忙碌、压抑又恐惧的氛围。

不少网友提到《在一起》时都会感叹这部电视剧的真实。演员都是纯素颜，医生动作专业，心电图数值与真实数据相吻合，既有脆弱的人性——小护士会在深夜崩溃，希望逃避，渴望活着，也有坚强的人性——不幸感染的医生坚持写论文为抗击疫情作贡献。某知乎用户认为克制的表达与创作更加贴近所有人共同经历的疫情时期，因此更加真实，具有穿透力。①

② 负面评价——部分单元剧水平较差

虽然《在一起》好评如潮，但是网友大都比较理性。很多知乎用户分单元剧进行点评，一致认为《救护者》与《摆渡人》是其中的佼佼者，部分单元剧水平较差。知乎用户"逾晖"认为："《在一起》这类的单元剧/电影，是导演的试金石。不同的导演拍出来的单元放在一起，高下立判，一目了然，真是谁

---

① 知乎，采集时间：2020 年 12 月 5 日，https：//www.zhihu.com/question/421812874/answer/1500343382。

拍得差谁尴尬。"[1] 有了《最美逆行者》抛砖在前，面对《在一起》这块玉，网民也会更加宽容，并且对于制作用心的影视剧，网民总是更加偏爱。

（2）自媒体评价

自媒体基本呈现正面态度，评价《在一起》时最普遍用到的词语就是"真实"。微信公众号"三号检票厅员工"的热门文章，通过电视剧截屏的方式分析故事与台词，认为《在一起》真实还原了历史场景[2]。

（3）官方媒体评价

官方媒体对《在一起》持正面态度，评价聚焦于《在一起》的真实度，以及紧跟时代、紧跟人民。《人民日报》从电视剧叙事即时性、人物塑造、纪实性等方面肯定了《在一起》，也分析了《在一起》能赢得观众口碑的原因是它坚持与时代的脉动在一起，与火热的生活在一起，与人民的悲欢在一起[3]。《光明日报》微信公众号的文章《〈在一起〉，为何看哭无数人》，分析了《在一起》的动人之处在于真实[4]。

四、成败分析

众多官方媒体预热推广的国内首部抗疫剧《最美逆行者》遭遇滑铁卢，网民态度基本一致负面；紧随其后播出的同题材同类型电视剧《在一起》却实现了口碑和收视的双丰收。从网民态度来看，《最美逆行者》基本上是失败电视剧的代表，《在一起》是成功电视剧的代表。从两部电视剧的舆论焦点出发，本文分别分析《最美逆行者》失败的原因和《在一起》成功的原因，以期为以

---

[1] 知乎，采集时间：2020 年 12 月 5 日，https://www.zhihu.com/question/421812874/answer/1504531873。

[2] 微信，采集时间：2020 年 12 月 24 日，https://mp.weixin.qq.com/s/Y8Z3WtLa4WsQ3WI-wXT5xA。

[3] 《人民日报》，采集时间：2020 年 12 月 5 日，http://paper.people.com.cn/rmrb/html/2020-10/16/nw.D110000renmrb_20201016_1-20.htm。

[4] 微信公众号"张德芬空间"，采集时间：2020 年 12 月 5 日，https://mp.weixin.qq.com/s/dcluJ1VjDnIgHiDWcee0ug。

后的主旋律电视剧制作提供一些借鉴。

（一）《最美逆行者》失败的原因

1. 电视剧质量差

电视剧《最美逆行者》失败的根本原因在于电视剧质量差。网民评价该电视剧"台词痕迹严重"，没能贴近人物日常，没有让人物说出符合人物性格的话；医疗急救场面不够专业，演员未戴口罩，把脸露出来不符合真实情况；单元故事关注鸡毛蒜皮的小事，脱离抗疫主旨。电视剧整体质量差，自然不能吸引观众。

2. 预期与现实的落差

电视剧质量差只是该剧评分低的原因之一，与观众预期落差太大也是该剧失败的原因之一。"@CCTV电视剧"官博前期宣传工作到位，日更微博推荐该剧，演员阵容强大，又有央视背书，令人期待不已；2020年9月17日的《人民日报》更是用近一半的版面进行《最美逆行者》电视剧宣传①；加上《最美逆行者》预告片制作精良，剪辑出来的预告片让观众有所期待。更何况，《最美逆行者》一直用"国内首部抗疫题材电视剧"进行宣传，符合人民群众的现实需要与情感需求。《最美逆行者》剧本、台词、道具等，与网民的期待值相差甚远，在巨大落差之下，《最美逆行者》的三分不好，在观众眼里都会放大为五分。

3. 性别敏感的网络环境遇上堵塞舆论的剧方

电视剧质量差、预期与现实的落差大不一定能引起网民如此强烈的反感，甚至要求停播《最美逆行者》，但歧视女性的剧情碰上了性别敏感的网络环境，再加上不实的故事对抗疫工作者和网民的情感造成了伤害，因此这部电视剧招来一片骂声。

"女性被婆婆嫌弃导致离婚，却不辞辛劳照顾婆婆，赢得婆婆认可"这种

---

① 《人民日报》，采集时间：2020年12月5日，http://paper.people.com.cn/rmrb/html/2020-09/17/nbs.D110000renmrb_12.htm。

矮化女性、塑造不实抗疫女性形象的情节，在当今对性别十分敏感的网络环境中，无疑是一石激起千层浪；并且《最美逆行者》的编剧曾经是电视剧《娘道》的导演兼编剧，而《娘道》在此之前已经因为歧视女性站在互联网的风口浪尖上。《最美逆行者》矮化女性的现实加上《娘道》歧视女性的历史，使得观众对这部电视剧的评价更低。微博用户"@新媒体女性"在 9 月 20 日的博文中写道："有人对女性观众批评的声音不屑一顾，认为这不过是一部影视作品，不能替代现实。但书写本身是一种权力，被记录的与被忽视的，都是经过选择的，如微博网友'@李姑娘万岁呀'所说，'等到有一天人们只能靠材料去了解这段历史的时候，它的定义绝不只是随便一部电视剧而已'。所有参与过抗疫的女性要求她们被记录、被承认、被看见。"① 女性被记录、被承认、被看见的诉求越来越清晰、强烈，而《最美逆行者》却忽视了这种声音。在疫情中，女性抗疫人员先是英雄，再是女性，没有如实地展示女性抗疫工作者的工作，就是对抗疫英雄情感的伤害。

网民在微博创建话题"请《最美逆行者》剧方道歉""请《最美逆行者》停播整改"，并陈述对电视剧的不满之处，然而等到的却是相关话题被封和执行出品人"一千个读者有一千个哈姆雷特"的回应。

（二）《在一起》成功的原因

1. 团队用心，电视剧质量好

从电视剧播出的最终结果来看，《在一起》电视剧制作团队十分用心。首先，服装、化妆、道具和场景布置都非常写实、还原。单元剧中的女性医护人员不施粉黛，全程合规佩戴口罩并且摘下后还能看见口罩勒痕，和疫情期间的新闻报道一致。有网友指出某位病人的心电图与实际新冠病毒阳性感染者相差无几，医学操作得到了专业人员的认可②。制作团队还制作了由 10 个单元剧花

① 新浪微博，采集日期：2020 年 12 月 25 日，https：//weibo.com/1527379661/Jlw4dbVzI？type＝comment#_ rnd1610430045926。
② 知乎，采集日期：2020 年 12 月 5 日，https：//www.zhihu.com/question/421812874/answer/1504498237。

絮组合而成的纪录片，讲述电视剧拍摄背后的故事。

其次，在剧本创作上，所有编剧、导演在前期都进行了大量的采访调研。如此用心的团队在态度上就赢得了网民的好感，无论电视剧制作水平如何，主创团队对于抗疫英雄与历史的尊重，都表明了他们想拍好《在一起》的愿望。有网友评论《在一起》有纪录片水准，这一评价无疑是对时代报告剧这一纪实类型的电视剧的高度肯定。

2. 同行衬托，超出预期

除了自身质量好、水平高以外，《在一起》的成功离不开同行的衬托。一方面，同题材的《最美逆行者》播出在前，《在一起》播出在后，两部电视剧播出时间相近，水平高下立判；另一方面，真正有水平的电视剧才能做到叫好又叫座。网民对《在一起》没有较高的预期，最终欣赏到平均水平线以上甚至部分单元剧达到优秀水准的作品，自然会感到意外与惊喜。

五、反思

《最美逆行者》与《在一起》口碑相差甚远，无论是舆情本身还是事件本身都值得反思。

（一）舆情反思

1. 莫让负面情绪挤占理智空间

纵览两部电视剧的评论，可以发现网民容易受到负面情绪的影响，忽视事实。《在一起》的网民评论总体积极，在指出电视剧不足时大多有理有据；而《最美逆行者》的网民评价中负面情绪处于主导地位，挤占了理智空间。

《最美逆行者》的主题是普通人面对疫情时的勇敢和奉献精神，拍摄内容应当有进行正常文艺批评的空间，甚至也可以指出它在表现女性抗疫贡献方面存在的缺陷，但看剧理应具备包容性与理性，不能被情绪裹挟前行，不问是非，只求发泄。

2. 警惕极端女性主义

部分网民对《最美逆行者》进行负面评论的原因是电视剧情节涉及性别歧视。

一些网民不断强调《最美逆行者》歧视女性，抹杀了疫情中超半数的女性医护人员的贡献，甚至断章取义，扩大"歧视"范围，混淆了爱护与歧视的边界。

面对疫情，我们需要正视男女之间的生理差异，并且尊重由生理差异带来的不同诉求；同时也要警惕极端女性主义，长期来看，极端女性主义会产生更多的矛盾、封闭与被构建起来的身份暴力。

（二）事件反思

艺术源于生活，影视剧的创作也应该立足于现实生活，作为纪实剧，就更应该从纪实的角度出发，平视事实，平实地记录事实。网民认可《在一起》的关键原因就是"真实"，只需要展现事实，不需要刻意捏造的煽情情节，因为真实已经足够动人。网民批评《最美逆行者》的关键原因是"不尊重事实"，与真实抗疫情况出入很大的电视剧注定难以赢得观众的认可。

此外，创作要坚持以人民为中心，要创作人民喜闻乐见的作品。《在一起》大部分单元剧没有糊弄观众，而是认真做好准备工作，用心筹备拍摄，官方微博与网民互动，幕后花絮揭露拍摄故事。《最美逆行者》拍出了不符合人民生活的剧情，但在收到大量负面评价时却选择关闭豆瓣、知乎的电视剧评分，删除负面话题，没有正面地有理有据地回应网民质疑。如何看待人民在艺术创作中的地位深刻影响着作品的水平与口碑，人民具有自主判断与评价发声的能力，能感知一部电视剧制作是否用心、纪实抗疫剧是否纪实、是不是符合人民群众的亲身见闻。同时，抗疫剧能帮助人民铭记抗疫的艰难历程，成为人民的精神支柱，激励大家不懈怠、不放弃，坚持严抓疫情防控。创作需要服务于人民，满足人民群众的精神文化需求。

作为具有宣传作用的作品，首先应该顺势而为——紧扣网民关切、放大正面情感。网民关心的是抗疫英雄、抗疫故事，是那段时期真实情况到底如何，网民的正面情感是对英雄和国家的敬意、感动与自豪，电视剧就应该将重心放在疫情真实状况的刻画上，并借助剧情放大人民的正面情感以达到宣传目的。其次，应对舆情时宜疏通引导，而不该强制堵塞，面对负面评价应该主动反思、真诚回应，诚恳的态度可以防止负面评价进一步发酵，强制堵塞反而容易伤害网民情感，引起网民反感。

新冠疫情期间全国各省（市）医疗卫生主管部门新媒体使用情况研究报告

一、前言

互联网的发展已经影响我国经济和社会的各个方面，政务新媒体日益成为连接政府部门与普通民众的渠道。中国互联网络信息中心（CNNIC）于 2020 年 4 月发布的第 45 次《中国互联网络发展状况统计报告》①（以下简称《报告》）显示，截至 2020 年 3 月 1 日，我国网民规模为 9.04 亿，互联网普及率达 64.5%；而在线政务服务用户规模更是高达 6.94 亿，占网民整体的 76.8%。互联网平台本质上是一张覆盖广泛的社交网络，作为人们现实中社交行为的典型延伸，微信朋友圈和微博的使用率分别为 85.1%、42.5%。

社交类新媒体的蓬勃发展为线上政务信息发布、民众反馈的交流互动提供了沃土。2018 年 12 月，国务院办公厅下发《关于推进政务新媒体健康有序发展的意见》②，明确政府新媒体是引导网上舆论、构建清朗网络空间的重要阵地，各地区、各部门要"遵循政务新媒体发展规律，明确政务新媒体定位，充分发挥政务新媒体传播速度快、受众面广、互动性强等优势，以内容建设为根本，不断强化发布、传播、互动、引导、办事等功能，为企业和群众提供更加

---

① 中国互联网络信息中心：《中国互联网络发展状况统计报告》，采集日期：2020 年 8 月 2 日，http：//www.cac.gov.cn/2020-04/27/c_ 1589535470378587.htm。
② 中国政府网：《关于推进政务新媒体健康有序发展的意见》，采集日期：2020 年 8 月 2 日，http：//www.gov.cn/zhengce/content/2018-12/27/content_ 5352666.htm。

便捷实用的移动服务"，以打造"利企便民、亮点纷呈、人民满意的'指尖上的网上政府'"。

医疗部门本就是与民众关系最密切的政府部门之一，各省（市）卫健委的官方微博、微信公众号的建设也趋向成熟。2020年年初的新冠肺炎疫情属于全球性重大公共卫生事件，对世界生产生活造成了重大影响，波及国际政治经济格局。在疫情初期，互联网和通信工具成为民众与外界联系的唯一窗口，网上流传的确诊人数、人员行动轨迹、医疗资源安排、政府政策等信息鱼目混珠、真假难辨。在这样的背景下，医疗卫生部门的政务新媒体的作用就举足轻重。《报告》指出，2019年建成的全国一体化政务服务平台在新冠疫情防控中成为有力的支撑，它们及时公开了发热数据、定点门诊等相关疫情信息，大力推行高效简约的线上办理流程，协助推进了精准抗疫。2020年6月份，国务院办公厅发布《关于印发2020年政务公开工作要点的通知》[①]，指出政务新媒体应"密切关注涉及疫情的舆情动态，针对相关舆情热点问题，快速反应、正面回应"。一方面政务新媒体的运营成效和群众认同度越来越高，另一方面却也存在"功能定位不清晰、建设运维不规范、监督管理不到位"等问题，表现在新冠疫情期间出现了账号影响力不足、信息发布不及时等情况，制约了医疗部门官方媒体新形态作用的发挥。

基于上述背景，本研究通过对31个省（市）卫生主管部门官方微博和微信公众号在2020年新冠疫情期间的运营活动进行统计分析，基于一定的评价体系，从基础状况、主动运营和客观效果等方面进行评估，以期准确客观地评估31个省（市）医疗部门在新冠疫情期间对新媒体的使用情况、是否达到理想的效果以及未来发展改善的可能方向，提高政府在面临医疗卫生突发事件时使用媒体这把双刃剑的熟练程度。

---

① 中国政府网：《关于印发2020年政务公开工作要点的通知》，采集日期：2020年8月2日，http：//www.gov.cn/zhengce/content/2020-07/03/content_ 5523911. htm#。

二、研究设计

（一）数据采集与抽样

1. 全国省（市）卫健委官方微博、微信公众号的确定与收集

《2019 年社交网络行业研究报告》① 显示，2019 年中国 73.7% 的网民最常使用的移动社交产品是微信，其次是占比 43.3% 的 QQ；新浪微博以 17% 的比例位居第三，月活用户达到 3 亿，日均使用时长为 34 分钟，其中 57.8% 的用户会转发、评论有意思的微博和文章，43.6% 的用户会关注热点热搜消息②。微博能使重磅消息在短短几小时内广泛传播，微信则通过公众号—朋友圈转发的模式实现小圈层的渗透传播。本研究将选取用户基数大、日常活跃度高的新浪微博账号和微信公众号作为研究对象。

本研究主要通过搜索引擎、政府部门官网、微博、微信和邮箱五大途径获取省级卫健委的官方微博和微信公众号。在百度、搜狗等常见搜索引擎键入关键词可以搜索出官方微博账号，各省（市）卫健委官网上有官方微信公众号的二维码，还可通过各省（市）卫健委官网上公布的邮箱询问各地卫健委办公室等相关部门的工作人员。同时，可以通过官网上的互动交流板块，如"网上信箱""厅长信箱""咨询服务""网上信访""投诉建议"等，获取相关信息。此外，还可以通过微信的搜索功能进行查询。

为了更清晰地展现各新媒体账号在新冠疫情期间的传播表现，本研究在选取账号时特意倾向于选择在各时期疫情较重的地区。通过多种方式并用，本研究获取了各省（市）卫健委的官方新浪微博账号 15 个，分别是"@健康武汉官微""@首都健康""@健康上海""@内蒙古自治区卫生健康委员会""@健康江苏""@健康贵州""@健康辽宁""@甘肃省卫生健康委""@健康

---

① 极光大数据：《2019 年社交网络行业研究报告》，采集日期：2020 年 7 月 4 日，https://sdkfiledl.jiguang.cn/public/ee00035ad07349e4ada99b8c3a9230dc.pdf。
② 2018 年 2 月至 2019 年 2 月，新浪微博的安装渗透率为 32.6%，近 6 成用户表示有转发、评论有意思的微博的习惯；微信的安装渗透率为 85.8%，61.8% 的用户有主动阅读公众号的习惯。

广东""@健康四川""@健康陕西""@健康山东""@健康安徽""@健康湖南"和"@健康河北"。同时，本研究获取各省（市）卫健委的官方微信公众号 10 个，分别是"健康湖北""重庆卫生健康""河南卫生健康委""健康北京""健康上海 12320""吉林卫生健康""健康浙江""宁夏回族自治区卫生健康委员会""健康福建"和"健康四川官微"。

2. 微博博文及微信公众号文章的抽样

本研究采用简单随机抽样法对微博博文和微信公众号文章进行抽样筛选。以 2020 年 1 月 1 日至 5 月 31 日为时间范围，对于在此期间微博博文数或微信公众号文章数小于或等于 150 条的账号，逐条进行内容分析，抽样样本为总体。对于在此期间微博博文数或微信公众号文章数大于 150 条的账号，以月份为单位进行分层抽样，每月随机抽取 150 条进行逐条分析。

（二）评价指标建构①

美国学者哈罗德·拉斯韦尔于 1948 年首次提出了构成传播过程的五个基本要素：传播者、受传者、信息、媒介和反馈。传播活动就是一个传播者借助媒介影响受众、受众又通过反馈信息影响传播者的循环深化的过程。本研究以拉斯韦尔的"5W 模式"为评价指标的建构基础。具体到新冠疫情期间政务新媒体的传播活动，各省（市）卫健委作为传播者，以新浪微博和微信公众号为传播媒介，将与疫情有关的新闻动态、政策措施传递给普通大众，同时普及病毒知识，劝导大众严防死守、共战疫情。群众作为受传者在收到信息之后会作出回应，与政府进行互动。此次新冠疫情作为全球性的重大公共卫生事件，对政府的信息公开水平和传播能力都提出了严峻的考验；只有全方位纳入五大传播要素，我们才能客观地评价各省（市）卫健委新媒体在疫情期间的传播表现，同时数字指标的引入又能将其量化，从而便于横向比较与纵向分析。

---

① 本研究的研究设计参考《从"一边倒"到"渐思考"：医疗卫生行业网络舆情研究报告（2014）》，华夏出版社，2015，第 4 页。

1. 微博账号评价指标体系

截至 2020 年 5 月 31 日，本研究共收集到 15 个省（市）卫健委的官方新浪微博账号，并对其进行了一级指标、二级指标和三级指标的统计，加权计算得出各卫健委官方新浪微博账号在疫情期间综合表现的排行榜。排行主要依据四个指标：传者指标、信息指标、受众指标和互动指标。

传者指标主要刻画各省（市）卫健委官方新浪微博账号的基本情况，包含权威性、易知性、及时性等二级指标。开通账号越早，账号的基本信息和认证信息越完善，网民获知越容易，则传者指标的得分越高，表明该卫健委新媒体自开通以来具备良好的传播者素养，为在新冠疫情期间的表现奠定基础。统计微博传者指标时所涉及的参数包括：是否官方认证、有无官方简介、是否可以从国家卫健委官网获知、是否可以从常见搜索引擎中键入获知、开通天数等。

信息指标针对各省（市）卫健委官方新浪微博账号在指定期间发送的博文，包括信息规模、信息形式多样性和原创性，同时还包含对信息主题类型的甄别，供研究分析所用。信息指标得分越高表示该卫健委微博账号发送的博文数量越多、频率越高、呈现方式越多样、原创性越高。相关的三级指标包括1—5 月微博数量、指定期间日均微博发帖数、是否属于原创微博等。

受众指标针对各省（市）卫健委官方新浪微博账号的粉丝而言，代表了账号的影响力。本研究只对各卫健委官方微博账号的粉丝规模作了简单统计，相关三级指标为粉丝数量。

互动指标着重刻画以每条博文为载体的各省（市）卫健委微博账号与网民互动的活跃度及质量。由于本研究着眼于新冠疫情期间账号的表现，是一个动态变化的过程，此外媒体环境也呈现向受众倾斜、以受众为中心的趋势，因此相较于往年报告互动指标的重要性有所提高。互动的质量和频繁程度都将影响账号的传播力。相关的三级指标包括评论数量、评论质量、转发数量、点赞数量。

具体指标体系如表 3 - 18 所示。

表 3-18　各省（市）卫健委新浪微博账号评价指标

一级指标	二级指标	三级指标
传者指标 （15%）	权威性	是否官方认证
		有无官方简介
	易知性	是否可以从国家卫健委官网获知
		是否可以从常见搜索引擎中键入获知
	及时性	开通天数
信息指标 （40%）	信息规模	1—5月微博数量
		指定期间日均微博发帖数
	信息形式多样性	图文
		纯图片
		含视频
	信息主题类别	疫情通报
		国家政策新闻
		疫情科普
		正能量故事与人物采访
		其他
	原创性	是否属于原创微博
受众指标 （10%）	粉丝规模	粉丝数
		粉丝认证数
		粉丝的粉丝数
互动指标 （35%）	评论指标	评论数量
		评论质量
	转发指标	转发数量
	点赞指标	点赞数量

2. 微信公众号评价指标体系

微博作为公共开放平台，其用户的粉丝数、关注数和发博数都是公开的，但是微信公众号的粉丝数除后台管理人员外，一般用户无法获知，所以在实际统计过程中除去了受众指标，主要针对微信公众号的传者指标、信息指标和互动指标三大指标作相应评估。

对比微博账号评价指标体系，微信公众号评价指标体系除了在一级指标中剔除受众指标，还有以下几方面不同：

（1）传者指标中的二级指标增加功能性指标，主要用于考察微信公众号是否设置栏目板块及其数量。对于政府部门新媒体而言，栏目板块实现了真正的政务一指通，是便民利民、高效沟通的良药利器。传统的栏目板块多为用户反馈、咨询服务、投诉建议等内容，也涉及信息归类、文章直通车等；随着新冠疫情期间健康码、行程查询等功能的出台，不少政务微信公众号都设置了便捷简明的小程序链接，因此对栏目板块的变化会有额外的考察。

（2）互动指标中主要考察阅读指标和"在看"指标。由于微信平台的设置，本研究只能获得微信公众号每条消息的阅读数、点赞数、"在看"数和经过筛选的留言。阅读数量不仅反映了公众号的受众规模和文章质量，还与时事新闻、疫情下的热点变化密切相关。点亮"在看"和写下评论是阅读行为的第二步，代表了粉丝对文章本身和公众号的认可，能够直接刻画出传播效果。

表3-19　各省（市）卫健委微信公众号评价指标

一级指标	二级指标	三级指标
传者指标 （30%）	权威性	是否官方认证
		有无官方简介
	易知性	是否可以从国家卫健委官网获知
		是否可以从常见搜索引擎中键入获知

（续　表）

一级指标	二级指标	三级指标
传者指标 （30%）	功能性	是否有可选板块
		板块设置数量
	及时性	开通天数
信息指标 （40%）	信息规模	指定期间文章数量
		日均消息推送量
	信息形式多样性	图文
		纯图片
		含视频
	信息主题类别	疫情通报
		国家政策新闻
		疫情科普
		正能量故事与人物采访
		海内外新闻
		其他
	原创性	是否属于原创文章
互动指标 （30%）	阅读指标	阅读量
		阅读率（每条信息的平均阅读量）
	评论指标	评论数量和点赞数量
	"在看"指标	"在看"量和"在看"率

三、新冠疫情期间我国卫健委新浪微博账号的传播活动分析

东部省份的卫健委在新浪微博账号的建设和运营方面表现较好，总体得分

较高。中西部省份次之，但是西部的甘肃省卫健委例外，其在这两项指标的总排名中位居第二，表现惊人。

表3-20列出了各省（市）卫健委官方新浪微博账号的基本信息以及两项一级指标分值。

表3-20　各省（市）卫健委官方新浪微博账号总排行榜

序号	微博账号名称	权威性	易知性	及时性	粉丝规模	总得分
1	健康广东	6	6	3	10	25
2	甘肃省卫生健康委	6	6	3	10	25
3	首都健康	6	3	3	10	22
4	健康上海	6	3	3	10	22
5	健康贵州	6	3	3	9	21
6	健康四川	6	3	3	5	17
7	健康陕西	6	6	3	2	17
8	健康山东	6	6	3	2	17
9	健康河北	6	3	3	4	16
10	健康江苏	6	3	3	3	15
11	健康安徽	6	3	3	2	14
12	内蒙古自治区卫生健康委员会	6	3	3	2	14
13	健康辽宁	6	3	3	3	14
14	健康湖南	6	3	3	1	13
15	健康武汉官微	6	3	1	3	13

在新浪微博账号总排行榜中，"@健康广东""@甘肃省卫生健康委"和"@首都健康"为前三名。这三个官方微博账号在传者指标和受众指标两方面

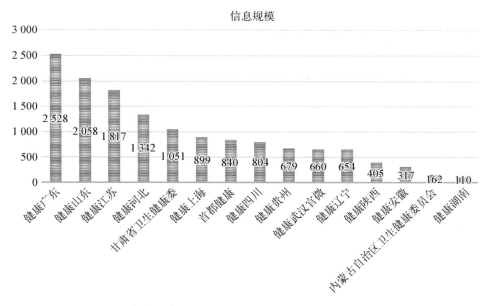

图 3-18　各省（市）卫健委官方新浪微博账号疫情期间信息规模

都表现突出。其中，"@健康广东"和"@甘肃省卫生健康委"表现最佳，无论是在微博数量上，还是在开通的及时性和对于网民而言获取账号的便捷性上，都优于其他微博账号。

广东卫生健康委员会的官方微博"@健康广东"在1月12日之前均未更新微博，但在疫情发生之后反应比较及时，13日之后就一直保持着较高的更新频率，微博数量明显增多，1月至5月平均每日更新12条微博。微博每日疫情通报阅读量最大，互动指数也很高，评论中群众反映的问题，几天后基本都能得到解决。

北京卫生健康委员会官方微博"@首都健康"：1月开始的"其他"类别是健康知识科普，通报和重大政策类的信息热度较高，3月5日有条道歉微博热度很高。科普分为自然科学知识科普和政策科普两类，后者可能与"政策"类重合；4月、5月后健康类资讯开始增多，表现为"其他"类增多。

甘肃省卫生健康委员会官方微博"@甘肃省卫生健康委"：1月，民众要求"@甘肃省卫生健康委"公开确诊患者位置，并对其后来及时信息公开的做法表示了赞赏。3月，由于出现境外输入病例，微博疫情通报也偏重于报道该类消息；其博文中多提到甘肃的中医药助力战疫，颇有地区特色。

江苏省卫生健康委员会官方微博"@健康江苏"：在所有微博内容中，转发的微博占据了一半，发布的图文微博和视频微博很多，科普政策也有，正能量内容较多，内容包括党员冲在最前锋、医护人员工作强度非常大、市民的热心捐赠、平凡人的坚强意志、专家的辛勤工作等等。转赞评的页面风格非常温馨，网友们都表达了对医护人员的致敬和对美好未来的向往。4月出现了一些无症状感染者，评论反对开学。随着疫情的缓解，各博文热度明显下降。

从对这15个省（市）卫生健康委员会官方微博的抽样调查中可以看出一个大致相似的趋势，那就是1月中旬随着疫情的暴发，除"@健康湖南"发布的微博数仍然较少外，其他省（市）卫健委每日更新的微博数呈爆发式的增长，且2月份、3月份为高峰。

值得一提的是，新浪微博账号前三名在互动指标上得分都很高。政务微博作为政府部门官方网站的有效延伸，其"有效"不仅体现在发布信息的便捷性和及时性上，更多地体现在官民互动的双向沟通上。除了微博的私信功能在互动交流上起重要作用外，广大网民参与最多的就是对微博博文的阅读、转发、评论和点赞。很多网络舆情都在转发、评论和点赞中逐渐形成。"@首都健康""@甘肃省卫生健康委"和"@健康广东"虽然在传者指标、信息指标和受众指标上存在或多或少的差异，但是在互动指标上都名列前茅，且差异极小。这也说明政务新媒体还需多与群众沟通，倾听民众意见。

大部分微博账号的总体得分在20分以下，还有很大需要提升和改善的空间。

四、新冠疫情期间我国卫健委微信公众号的传播活动分析

（一）疫情期间五大指标综合排行榜

本研究对收集到的10个省（市）卫健委的官方微信公众号进行了一级指

标、二级指标和三级指标的统计，加权计算得出各省（市）卫健委官方微信公众号在新冠疫情期间传播活动的排行榜。因微信公众号的粉丝数无法统计，故除去受众指标，同时除去仅供分析使用的"信息主题类别"这一二级指标。表3－21列出了各省（市）卫健委官方微信公众号的基本信息以及各项一级指标分值。

表3－21　各省（市）卫健委2020年1—5月官方微信公众号传播活动总排行榜

序号	地区	微信公众号	传者指标得分	信息指标得分	互动指标得分	总分
1	湖北	健康湖北	30	31	28	89
2	四川	健康四川	29	31	21	81
3	吉林	吉林卫生健康	26	32	18	76
4	上海	健康上海12320	30	24	20	74
5	重庆	重庆卫生健康	27	32	12	71
6	河南	河南卫生健康委	28	20	18	66
7	北京	健康北京	30	15	20	65
8	浙江	健康浙江	25	21	18	64
9	福建	健康福建	25	26	11	62
10	宁夏	宁夏回族自治区健康委	29	19	10	59

在微信公众号传播活动总排行榜中，"健康湖北""健康四川"和"吉林卫生健康"名列前三名。其中，在传者指标和互动指标上，"健康湖北"都表现出色，卫健委官网醒目位置有微信公众号的直通车，板块功能也丰富便捷。此外，由于湖北处于疫情重灾区，信息规模和发送频率都是最高的，每篇内容也有更多的阅读量、"在看"数，后台人员也会精心筛选留言，因此，互动指标遥遥领先于其他所有账号，成为疫情期间民众了解信息的重要窗口。"吉林卫生

健康"在信息指标上表现良好，主要原因是信息类型多样，互动指标则稍差。
"健康四川"三项指标都表现居中。此次研究的 10 个样本中绝大部分微信公众
号的得分都在及格线以上，这表明政务新媒体在新冠肺炎疫情期间基本承担起
了各自的责任。

（二）微信公众号传者指标排行榜

表 3-22　各省（市）卫健委官方微信公众号传者指标排行榜

序　　号	地　　区	微信公众号
1	湖北	健康湖北
2	上海	健康上海 12320
3	北京	健康北京
4	四川	健康四川
5	宁夏	宁夏回族自治区健康委
6	河南	河南卫生健康委
7	重庆	重庆卫生健康
8	吉林	吉林卫生健康
9	浙江	健康浙江
10	福建	健康福建

10 个卫健委微信公众号都有微信认证和简介，既方便手机用户辨识官方账
号，又能对账号主要内容有大致了解。政务微信公众号比政务微博的开通时间
普遍晚两年左右，大约 2014 年第一批政务微信公众号开通，大部分省（市）政
务微信公众号的开通时间超过了三年，仅宁夏卫健委的开通时间不足一年。相
较于有醒目蓝色大 V 标志的微博账号，微信公众号种类繁多，私人、机构创建
的都有，且搜索页所显示的标题上没有标明所属部门，需要用户点开后辨识，
因此通过微信搜索栏获取账号难度较高，最可靠的办法是从各地卫健委官网上

直接获取。统计结果显示，10 个卫健委微信公众号中除"健康浙江"外，均可以从官网上获知，链接大多以图标或二维码的形式附于网页上端、右侧或底端。其中，河南卫健委的微信公众号二维码位于页面底端且没有微信图标标注，直观性有所欠缺。北京和上海的卫健委微信公众号可以从对应微博账号获知。

在新冠疫情期间，应广大民众查询信息、办理服务的要求，大多数微信公众号增设了相关功能性和科普性的栏目。它们的数量和分类直接关系到读者获取信息的便捷性和服务效果。统计结果显示，所有卫健委微信公众号都有自己的板块设置，数量和类型上有所差别。例如，"健康上海 12320"设有"便民服务""微信矩阵""防疫专题"三大栏目，在"便民服务"中有网上互动、预约转运、疫苗接种等功能，"微信矩阵"是关联部门公众号的直通车，在"防疫专题"中有"疫"问解答、热点关注、夏日防护、健康提示等功能。又例如，"健康四川"注重功能性和整合性，"疫情防控"栏目含有务工健康申报链接，也有疫情动态、定点医院等信息；"便民服务"和"健康科普"作为常驻的栏目，分别为用户提供挂号、生育登记功能和科普类内容。整体来看，政务微信公众号栏目囊括了便民小程序链接、科普文章音视频和反馈互动三类板块，层次分明，一目了然。

（三）微信公众号信息指标分析

1. 信息类型多样性

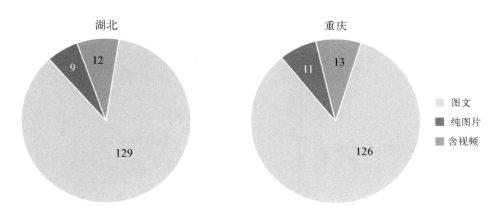

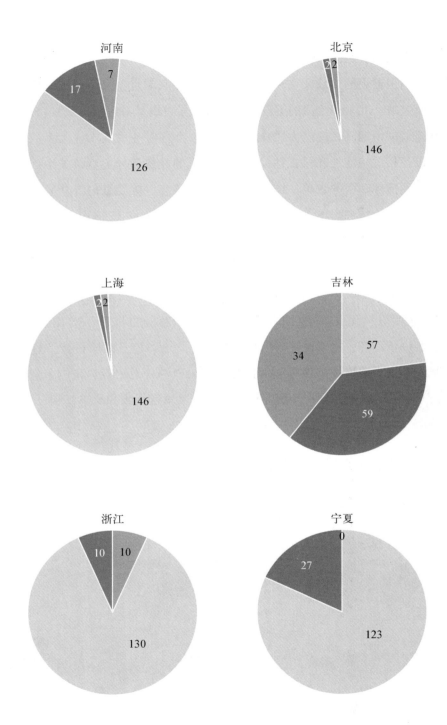

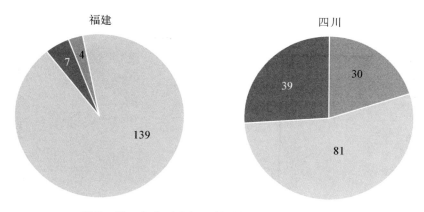

图3-19　各省（市）卫健委微信公众号信息类型

本研究统计了新冠疫情期间各政务微信公众号发送内容的形式比例。结果显示，除吉林和四川微信公众号发送的内容中"纯图片""含视频"信息占比较大外，其他地区政务微信公众号发送的内容以图文或纯文字为主，其中宁夏在抽取的样本中没有视频类信息。信息形式多样性是评估政务新媒体的重要指标，轻松活泼的方式往往更能吸引用户关注，增加官微的亲切感。值得注意的是，一方面信息形式与账号发布的信息内容有一定关联，正能量与科普类更易出现视听多媒体的形式；另一方面当前微信作为即时通信平台，信息功能仍以用户静阅为主，与抖音、微博等的定位有较大差别，因此，微信公众号信息类型以传统图文夹杂类居多。

2. 信息主题类别

（1）常规通报类

大约四成的政务微信公众号在新冠肺炎疫情期间所发送的信息主题属于常规通报类。其中，"重庆卫生健康"在3月及以前几乎每天都有两篇通报文章，包括一场疫情通报的新闻发布会；"河南卫生健康委"每天发布一份大标题的"权威发布"，包括昨日新增确诊及疑似病例，省累计确诊、死亡、出院和境外输入病例数，截止日现有的密切接触者和无症状感染者数目。"健康北京"在疫情前期还公布了精确到小区的病例活动场所。整体上来看，通报类文章比例越大，该账号发布的信息数量就越少。北京1—5月发布的信息数量为368条，上海为589条，远低于其他账号1 000余条的水平。这是因为疫情通报是卫健委

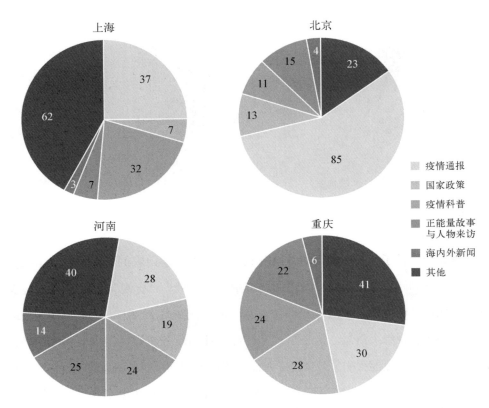

图 3-20　常规通报类政务微信公众号

政务微信公众号的必备内容，其他内容越多，信息总量也相应越大。

（2）正能量主导类

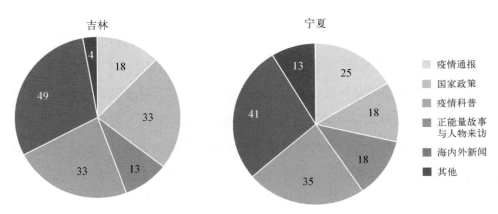

图 3-21　正能量主导类政务微信公众号

两成政务微信公众号在疫情期间发布正能量主导类信息。正能量信息是全民战疫的重要精神力量源泉，能够鼓舞民众士气、减轻焦虑恐惧。具体内容包括先进个人表彰、抗疫图卷绘制、人物传记历程、感人瞬间等等。"吉林卫生健康"设计了正能量微视，为英雄创作歌曲和视频；"宁夏回族自治区健康委"在战疫后期做了模范人物的专题。

（3）政策宣传类

"健康湖北"的信息内容属于政策宣传类，包括停工停产、复工复产的各项措施和各领域防控手段。通过对国家防控疫情政策的解说与宣传，卫健委官方微信公众号能及时有效地把第一手信息传递给广大民众，以图文并茂、形象生动的方式促使民众知晓并配合。

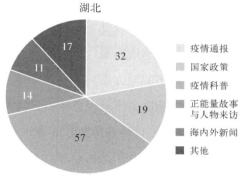

图3-22　政策宣传类政务微信公众号

（4）相对均衡类

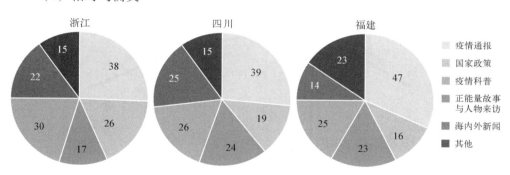

图3-23　相对均衡类政务微信公众号

约三成政务微信公众号发布的信息内容的主题比例相对均衡。例如，"健康浙江"既有疫情初期辟谣的专题小文章，也有疫情后期讴歌白衣天使的凯旋进行曲；"健康四川"除了在总书记讲话和全球疫情等国内外重大新闻上下功夫外，还精选了一些医护人员的表情包，作为正能量文章的题材，新颖有趣。"健康福建"信息发布比较综合，党建领军、海外新闻和科普文章一样不少。它的标题多为感叹句结构，旨在吸引读者眼球。

（四）微信公众号1—5月传播活动及效果变化概览

1. 信息主题变化

从图3-24可以得知，1月与疫情相关的5类信息数量较少，其他类信息较多，2月初所有公众号几乎被疫情相关的信息填满。同时，由于当时民众对新冠病毒及其防控手段认识较浅，因此，1月底和2月份微信公众号出现了大量科普类文章，从病毒是什么、它的特性到普通人应该怎么做，从洗手通风戴口罩到不去人多的地方凑热闹，这类信息往往以生动形象的漫画长图形式呈现给读者，老少皆宜。宁夏政务微信公众号更有针对农村人口的"农村居民防控问答集锦"。这些纯科普类文章随着民众相关知识的丰富而逐渐减少，到了疫情中后期主要是复工复产如何有序开展、疫情心理调控和强身保健等内容，关于健康码的使用方法、发热就诊流程等也有相应的政策类科普文章来解答。重庆开辟了"每周一法"小专题，普及与疫情有关的法律内容。

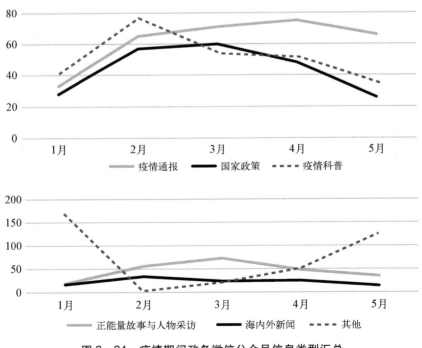

图3-24 疫情期间政务微信公众号信息类型汇总

在此期间，国家政策类信息贯穿始终，数量稍少，变化与疫情通报类、疫情科普类信息基本一致。艰难困苦的日子里，正能量故事与人物采访类信息绝不会成为政务微信公众号的点缀。海内外新闻类信息不是微信公众号的主流内容，主要包含疫情初期的官员失职处罚通告、全球疫情通报及国内外战役措施对比、后期疫苗研发进程等。"其他"类信息在 1 月份占三分之二左右，2 月份接近 0，之后逐渐增加，到了 5 月，疫情相关的信息比例已经大幅下降，部分公众号只保留了每日病例通告和调理类科普内容，这也是通告类消息当月比例较大的原因。

2. 传播效果变化

（1）常规活跃型

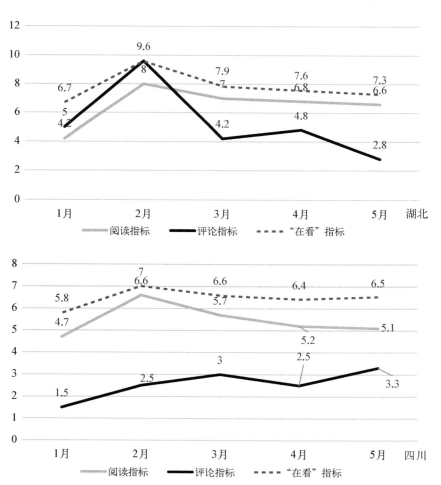

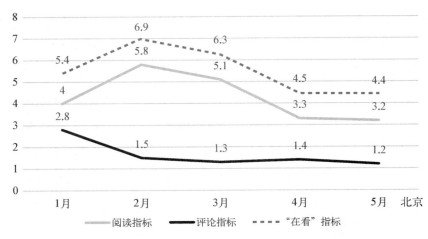

图 3-25　常规活跃型政务微信公众号 1—5 月互动指标变化

常规活跃型账号在新冠疫情期间的文章热度普遍处于高位且呈现先上升后下降的趋势，于 2 月份达到顶峰。这是由疫情暴发到被控制的周期决定的。2020 年 1 月下旬开始出现有关新冠肺炎的报道，月底全国大部分地区进入一级响应状态，民众对信息的需求量急剧增加，特别是病例通报类、辟谣类和政策新闻类。这也契合了"接近性"这一新闻价值的指标，这些信息与民众直接相关。2 月下旬，疫情拐点大致到来，此后进入日常防控阶段，文章热度逐渐下降。对于"健康湖北"而言，它的三大互动指标相当高，评论指标在 2 月更是高达 9.6，几乎每篇文章下都有精选的留言，在暖心人物等正能量题材下评论最多，点赞也多。

（2）常规边缘型

常规边缘型政务微信公众号信息热度变化趋势与常规活跃型相同，区别在于其热度维持在一个较低的水平，每条消息下甚至没有任何评论，阅读量也在几百到一千左右浮动。

（3）特殊型

河南政务微信公众号的信息发布频率规律性较弱，当天有新闻、有大事就多发几篇，反之可能只有两则疫情通报。在传播效果上，3 月内容综合热度最高，而不是 2 月，原因是 2 月该账号转发了大量正能量题材的文章，它们的热度远低于通报类和政策类信息，因此冲淡了当月整体热度。

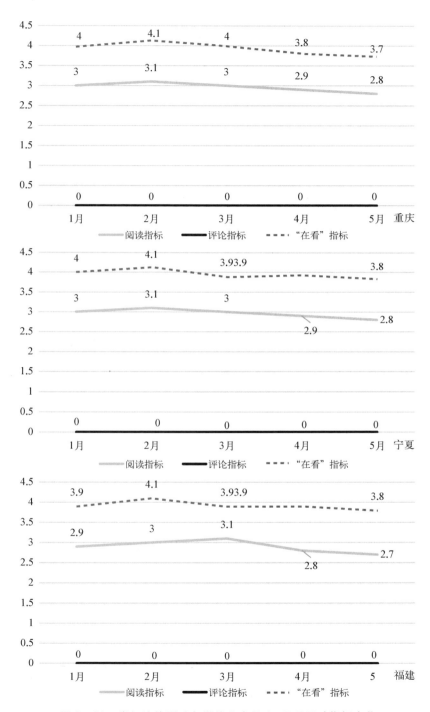

图 3-26　常规边缘型政务微信公众号 1—5 月互动指标变化

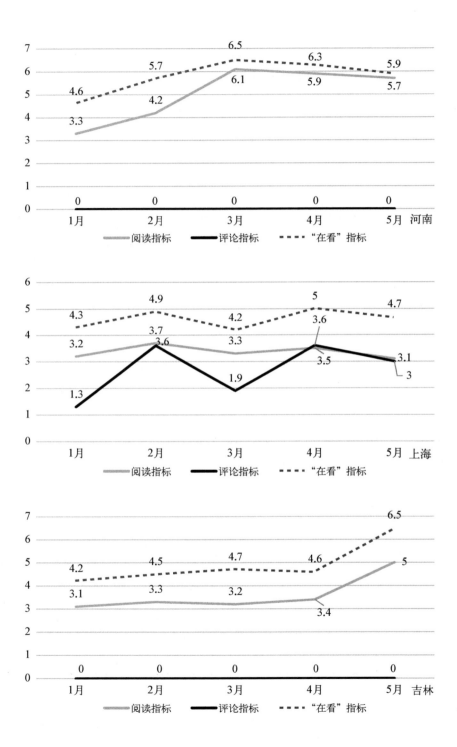

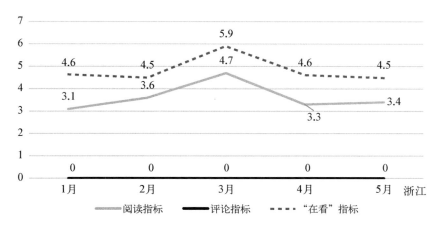

图3-27　特殊型政务微信公众号1—5月互动指标变化

上海政务微信公众号的内容热度有2月和4月两个峰值，是因为它在3月发布了一大批科普类文章，热度被冲淡了。

吉林政务微信公众号的互动指标呈现一个由基本不变到5月爬高的趋势，原因是5月高质量正能量内容较多，能激发读者共鸣；同时5月出现了境外输入病例，话题关注度提高了。

浙江政务微信公众号的峰值出现在3月，与同期沿海城市的境外输入病例有关。

五、典型案例剖析

（一）"吉林模式"——亲民，士气提振器

1. "吉林卫生健康"微信公众号简介

可以在吉林省卫健委官网顶端查找到其微信公众号的标识，扫描二维码即可添加政务微信。

吉林省政务微信公众号的栏目板块直通官网，包括省卫生健康委网站和省健康教育中心。第二栏为健康科普栏，分为：① 大讲堂，分专题线上讲授健康知识，提高用户的健康素养；② 微短剧，用短视频的形式讲述生活中的健康案

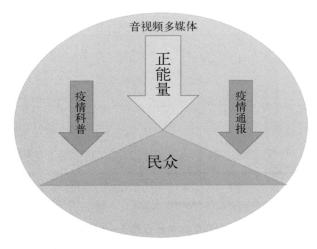

图 3-28 "吉林模式"——亲民，士气提振器

例，贴合实际；③ 科普动画，生动形象的系列剧；④ 公益广告，唤醒民众的健康意识，促使其践行健康理念；⑤ "不容小视的微生物"，对相对冷门的知识作了普及。第三栏为人物风采栏，是此次疫情后更新整理的文章合集，分为逆行者、战地日记和前线声音三个篇章，为疫情中顽强拼搏、与病毒作斗争的医护人员唱响了赞歌，有利于激发民众心中深层的情感。

2．特点剖析

（1）以传播正能量题材文章为主，温暖人心

与部分注重通报和政策解说的公众号不同，吉林卫生健康委在新冠疫情期间的宣传内容以正能量文章为主，很好地发挥了政务新媒体联结群众、促进上下齐心的功能。具体的内容丰富多样，有前线实录、感人送行、光辉人物、英雄凯旋等等，大字标题"泪目！""感人！"拥有良好的共情效果。

（2）信息形式多样，优秀的视听感官

本研究中绝大多数政务微信公众号发布的信息以图文为主，虽然符合微信用户的阅览习惯，但长久下来也会有重复、不新鲜之感。吉林卫健委微信公众号是三种信息形式发布数量均可观的公众号之一，重要通报、政策解读、新闻播报等严肃内容采用文字配图片的方式，科普类内容采用纯图片形式，正能量

题材采用音视频的形式。例如"一图读懂新冠病毒的性质""一图教你如何使用健康码""微视频：敬爱的白衣天使"等等，增强了用户的阅读兴趣，有利于提高传播效果。

（3）整体亲民，理解用户的需求

"亲民"代表能满足大部分年龄层的用户。疫情期间，民众既需要卫生和政策两方面知识的科普，知晓疫情情况和应对措施，又需要鼓励和安慰。吉林卫生健康委发布的内容老少皆宜，科普文章大多采用通俗易懂的漫画形式，视频类信息也解决了老年人视力不佳的问题，通报类文章也在封面处用大字加粗，各个年龄层都能从中得到有用的信息。

（二）"福建模式"——严肃，新闻高大上

1. "健康福建"微信公众号简介

可以在福建省卫健委官网右下侧查找到其微信公众号的标识，扫描二维码即可添加政务微信。

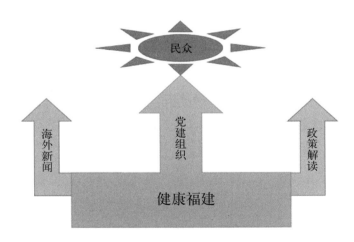

图 3-29 "福建模式"——严肃，新闻高大上

福建省政务微信公众号拥有直通官网的栏目板块，除此之外还有"互动交流"板块，在这里用户可以获知其新浪微博账号、主任信箱或留言联系工作人员。其公众号简介为："发布卫生、健康的重要信息，传播健康知识。你所关注

的热点，正是我们工作的重点，弘扬社会正能量，编织美好福建梦！"从关键词"重要信息""热点""社会正能量"可以看出，该公众号格外重视社会热点新闻的报道和符合核心价值观的内容宣传。

2. 特点剖析

（1）内容以政策宣传、党委会议等为主，又红又专

不同于其他大部分卫健委的官方微信公众号，"健康福建"在疫情期间发布的科普、正能量题材文章相对较少，对国内外疫情新闻和福建省的党建会议召开报道较多。前期有总书记讲话、全球疫情通报、文件发布等等，中后期有福建省健康系统建设新闻和名人解读疫情阶段。这样的特色内容很好地诠释了政务新媒体中的"政务"两字，把握大方向不动摇，利于传递中央信息。

（2）风格严肃，浓墨重染

受内容题材影响，"健康福建"的宣传风格整体偏严肃。一是，该公众号文章以文字（配图）形式居多，纯图片和音视频形式较少；二是，宣传本身的基调讲究实事求是，缺少夸张活泼的内容；三是，叙述上以书面语居多，口语较少，更符合领导干部及有一定文化水平的中年人的阅读习惯。这样的风格特点是一把双刃剑，虽然有利于在传达党和国家的方针精神、政策要务的过程中不失真、不变色，但毕竟微信公众号的受众是普通人群，加上新冠疫情期间的特殊心理需求，部分传播活动可能较难达到预期效果。事实上，"健康福建"的综合互动指标排名在倒数之列，除了与公众号本身粉丝较少和开通时间较晚有关，一定程度上也与其宣传风格有关。

（3）注重互动，网状交流

"健康福建"设置了专用的互动板块供用户反馈使用。此外，它还将多个政务媒体平台相关联，通过微信公众号的平台可以直通卫健委官网和官方微博，获取更多一手信息和功能服务。事实上，微信公众号的"栏目"所能提供的功能相对有限，挂号、诊疗、健康码等功能可能无法完整获取，这时一个微官网链接就极大地便利了民众的医疗生活。

参 考 文 献

［1］奥尔波特，等. 谣言心理学［M］. 刘水平等，译. 沈阳：辽宁教育出版社，2003.

［2］陈雅赛. 突发公共卫生事件网络谣言传播与治理研究——基于新冠疫情的网络谣言文本分析［J］. 电子政务，2020（06）：2－11.

［3］卡普费雷. 谣言［M］. 郑若麟，译. 上海：上海人民出版社，2008：6－8.

［4］李岩，王曼维，李笠，姚红燕，徐莉，刘秀茹. 我国医师多点执业试点进展、问题及对策［J］. 卫生软科学，2019，33（12）：8－11+38.

［5］刘长喜，侯劭勋，等. 从"渐发声"到"敢行动"：医疗卫生行业网络舆情研究报告（2015）［M］. 上海：上海三联书店，2017.

［6］刘长喜，侯劭勋，等. 从"一边倒"到"渐思考"：医疗卫生行业网络舆情研究报告（2014）［M］. 北京：华夏出版社，2015.

［7］谭凌芳. 医患关系激化型网络谣言的媒介应对策略［D］. 南宁：广西大学，2016.

［8］万力. 全媒体时代重大疫情网络舆情对大学生的影响及教育引导［J］. 南昌航空大学学报（社会科学版），2020（2）.

［9］吴苡婷. 如何规避应急科技新闻采写失误——以双黄连新闻为例［J］. 科技传播，2021（2）.

［10］张春瑜. 中国三级公立医院医生薪酬、期望薪酬和薪酬满意度的多水平空间分析［D］. 北京：北京协和医学院，2019.

［11］朱冬梅，和雪婷．新媒体时代重大疫情中的谣言传播与信息治理［J］.昆明理工大学学报（社会科学版），2020（5）.

［12］左伶俐．对我国医师"走穴"的立法思考［J］.医学与社会，2006（10）.

后　记

感谢上海开放大学信息安全与社会管理创新实验室对本研究的支持；感谢研究团队从选题策划到资料搜集，再到报告撰写，反复地进行讨论和修改。总报告对 2020 年上半年医疗卫生行业的舆情进行了总体分析，部分案例研究和专题研究从侧面反映了下半年的舆情态势。

具体研究分工如下：

刘长喜、侯劭勋、李雪对本书总体框架和研究思路进行设计，对本书报告进行总体修改。

《新主题　新立场——2020 年上半年医疗卫生行业网络舆情报告》：李厚伟、周夏、徐若萱、刘长喜

《抗疫"造神"不休，"最美"不是"完美"——"'援鄂最美女护士'于某事件"背后的造神运动》：张昂然、刘长喜

《错把天使当恶魔——"被料理后事的男子起死回生事件"背后的网络谣言分析》：汪宣宣、侯劭勋

《一念天使，一念魔鬼——"河南商丘早产儿死而复生事件"舆情分析》：姜佳音、李雪

《如何打造完美医生形象——"朝阳医院伤医案"舆情分析》：杜冰、刘长喜、李雪

《当"为众医立命"遇上副处级官员——从"首起医告官事件"分析当下网络舆情》：文毓、张益源

《医美行业舆情研究报告》：王冰荷、牛梓宁、侯劭勋

《虚实之间，谣言的产生与治理——新冠疫情谣言治理舆情专题研究》：陈曦彦、侯劭勋、李雪

《"飞刀"医生专家费问题的网络舆情研究》：金琪、刘长喜、侯劭勋

《抗疫医护人员待遇问题的网络舆情研究》：赵杨华、刘长喜

《尊重现实与人民的作品才能叫座又叫好——〈最美逆行者〉〈在一起〉舆情研究》：张晗金、侯劭勋

《新冠疫情期间全国各省（市）医疗卫生主管部门新媒体使用情况研究报告》：余梦莹、赵静荷、刘长喜